MANGER
SES ÉMOTIONS

Les Éditions Transcontinental
TC Média Livres Inc.
5800, rue Saint-Denis, bureau 900
Montréal (Québec) H2S 3L5
Téléphone : 514 273-1066 ou 1 800 565-5531
www.tcmedialivres.com

Pour connaître nos autres titres, consultez **www.tcmedialivres.com**. Pour bénéficier de nos tarifs spéciaux s'appliquant aux bibliothèques d'entreprise ou aux achats en gros, informez-vous au 450 461-2782 ou 1 855 861-2782 (faites le 2).

Catalogage avant publication de Bibliothèque et Archives nationales du Québec
et Bibliothèque et Archives Canada

Guevremont, Guylaine

Manger ses émotions : pourquoi on succombe, comment on s'en sort.
Une approche sans contrainte pour retrouver son poids... naturellement.

Comprend des références bibliographiques.

ISBN 978-2-89472-951-9

1. Alimentation - Comportement compulsif. 2. Émotions - Aspect physiologique. 3. Perte de poids - Aspect psychologique. I. Titre.

RC552.C65G83 2014   616.85'26   C2013-942624-8

Édition : Marie-Suzanne Menier
Révision linguistique : Lynne Faubert
Correction d'épreuves : Simon Tucker
Conception graphique et mise en pages : Christine Charette
Collaboration à la mise en pages : Diane Marquette
Couverture avant : conception et réalisation : Dorian Danielsen ; photographie : Mauricio Garzon
Portraits : FredericM photographie
Impression : Marquis Imprimeur – Division Gagné

Imprimé au Canada
© Les Éditions Transcontinental, une marque de commerce de TC Média Livres Inc., 2014
Dépôt légal – Bibliothèque et Archives nationales du Québec, 1er trimestre 2014
Bibliothèque et Archives Canada

Les Éditions Transcontinental remercient le gouvernement du Québec – Programme de crédit d'impôt pour l'édition de livres – Gestion SODEC. Nous reconnaissons l'aide financière du gouvernement du Canada par l'entremise du Fonds du livre du Canada pour nos activités d'édition. Nous remercions également la SODEC de son appui financier (programmes Aide à l'Édition et Aide à la promotion).

Une partie des redevances d'auteure issues de la vente de ce livre seront versées à Anorexie et boulimie Québec (www.anebquebec.com) et à l'Association pour la santé publique du Québec (www.aspg.org).

Guylaine Guevremont

AVEC LA COLLABORATION D'ODILE CLERC,
JOURNALISTE SCIENTIFIQUE

MANGER
SES ÉMOTIONS

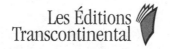

Les Éditions
Transcontinental

Table des matières

Préface

Si, pour ne pas souffrir d'embonpoint, il nous suffisait de savoir que nous devrions manger plus de carottes et moins de frites, nous ne serions pas ici.

Si les nutritionnistes traditionnels et leurs messages parfaitement articulés au sujet des aliments que nous devrions avaler ou pas pour être tous en parfaite santé étaient suffisants, nous ne serions pas ici non plus, à nous interroger sur le pourquoi et le comment d'une alimentation qui nous permette d'être zen dans notre corps et dans notre esprit.

Si les messages de santé publique, en commençant par le *Guide alimentaire canadien*, et ceux du corps médical aussi, étaient réellement efficaces pour nous apprendre la nutrition idéale et nous aider à éviter maladies du cœur, cholestérol en folie et autres dérèglements comme le diabète, nous ne serions pas ici non plus.

Mais nous sommes ici, justement, à parler encore une fois d'alimentation, au sein d'une société obsédée par le poids, autant pour des prétextes de beauté et de santé, mais qui ne cesse néanmoins de grossir. Pourquoi ? Parce que tous ces discours traditionnels ne règlent rien du tout et passent à côté de la réelle problématique du poids dans notre société.

Comme les médecins du Moyen Âge qui s'acharnaient à faire des saignées encore et encore pour guérir des maladies, on utilise des moyens qui ne fonctionnent pas. Au lieu de changer d'approche devant notre échec, on durcit le ton et on insiste, toujours dans la même direction. Et on ne résout, évidemment, rien du tout.

Je me préoccupe de ces questions depuis longtemps. Parce que, comme un très grand pourcentage de la population, j'ai été pendant des années obsédée par mon alimentation, par les calories, le gras, le sucre, les fibres, etc... Obsédée jusqu'au jour où la vie m'a obligée à lâcher prise et, ainsi faisant, a fini par me faire comprendre que les kilos que je traînais en trop étaient entretenus, non pas par mes écarts de conduite méprisables face à un plan alimentaire strict trouvé dans des bouquins de nutritionnistes vertueux, mais plutôt par mon refus de me fier à mon propre corps, et les signaux de faim et de satiété qu'il m'envoyait. J'ai perdu ces kilos honnis en arrêtant de vouloir manger selon un menu abstrait composé de légumes faibles en calories, de poulet poché et tutti quanti, et en recommençant à manger normalement la délicieuse blanquette de veau et le camembert qu'on me servait dans la famille où j'avais atterri.

Aujourd'hui, avec le recul, le chemin que j'ai parcouru me semble limpide et évident, mais il ne l'a pas toujours été. Pour lâcher prise et sortir du cycle infernal où la nourriture est à la fois baume et tortionnaire, cause de tous mes problèmes et ultime refuge calmant, j'ai dû d'abord et avant tout régler des insécurités, panser des blessures, changer ma vie, en prenant des pistes seule et avec d'autres, qui n'avaient en soi strictement rien à voir avec l'alimentation.

Pendant longtemps, quand on me demandait comment j'avais fait pour perdre du poids, je répondais que je n'en savais rien, ou alors j'essayais craintivement d'esquisser une théorie touchant plus à la psychologie qu'à la nutrition. «J'ai perdu du poids le jour où j'ai arrêté de m'en faire avec mon poids et mon alimentation», était ma réponse, la même que la célèbre journaliste américaine Ruth Reichl, ancienne critique de restaurants du *New York Times*. Mais je ne savais pas comment réellement l'expliquer.

Et puis, un jour, j'ai rencontré la nutritionniste Guylaine Guevremont par l'entremise d'une collègue et on s'est mises à discuter de ces questions. Tout de suite, j'ai compris que j'avais enfin déniché quelqu'un capable de décortiquer ce qui s'était passé dans ma vie et de me guider vers trois solutions complémentaires : d'abord, l'arrêt des régimes à répétition totalement inutiles; ensuite, le retour à une alimentation familiale normale; et finalement, des changements dans ma vie privée pour éliminer les sources émotionnelles de mon alimentation déréglée.

Je ne prétends pas avoir cessé à jamais de manger mes émotions et avoir atteint un état de contentement parfaitement zen vis-à-vis le pèse-personne. Mais je crois que sans Guylaine Guevremont, avec qui j'ai ensuite écrit deux livres et avec qui j'ai parlé alimentation pendant certainement des centaines d'heures, je ne serais pas la critique gastronomique que je suis et à qui on demande, au moins une fois par semaine sinon plus, comment je fais pour manger autant sans prendre de poids.

Grâce à Guylaine, j'ai mieux compris ce qui s'était passé dans ma vie et dans mon assiette, et j'ai pu aller encore plus loin. Avoir encore moins peur de la nourriture.

Je ne prétends pas être une goinfre sans limites qui s'empiffre sans arrêt de sundaes au caramel sans que cela n'ait aucun impact sur ma ligne. Loin de là. La recette magique pour être libre de manger ce que l'on veut sans grossir, ce n'est pas ça.

Ce que Guylaine m'a appris, c'est que je n'avais pas à être terrifiée par les aliments et que je devais écouter les signaux de satiété que mon corps m'envoie. Elle m'a montré, par exemple, à distinguer le sentiment créé par la faim et celui de la fatigue – très semblables – ; elle m'a encouragée à laisser de la nourriture dans mon assiette – tout un désapprentissage – ; et à dire non à la nourriture lorsqu'elle arrive remplie de lourdeur émotionnelle. Elle m'a menée à me poser des questions encore plus douloureuses que celles sur l'alimentation émotionnelle, destinée à calmer un stress ou à réconforter une tristesse. Elle m'a appris enfin à me poser des questions sur le rôle réel que jouent les kilos dans nos vies. Pourquoi sabordons-nous nos propres efforts pour ne pas trop manger? Quel rôle de calmant émotionnel joue la nourriture, mais aussi quel rôle protecteur joue notre surplus de poids? Et si, inconsciemment, il nous rendait bien service... Une question pas facile à entendre, mais nécessaire.

7

Notre relation avec la nourriture, avec notre corps, avec notre image, n'est pas une chose simple qui se règle en lisant un livre sur la nécessité de manger du tofu à la place de la poutine ou de ne pas céder aux fringales de fin de soirée. Guylaine Guevremont est une des premières au Québec à l'avoir dit haut et fort, déculpabilisant ainsi des pans entiers de la population féminine, qu'on avait réussi à convaincre qu'elles étaient trop nulles, trop molles, pas assez déterminées et endurantes, pour mériter d'être minces.

Je la remercie tous les jours d'avoir apporté ce message de liberté. Et de nous aider, enfin, à comprendre vraiment la complexité psychologique, au-delà du biologique, de l'acte de manger.

Bonne lecture.

Marie-Claude Lortie,
chroniqueuse et critique gastronomique

Avant-propos

Après deux livres, *Mangez!* et *Manger, un jeu d'enfant,* on aurait pu penser, moi la première, que tout avait été dit sur l'anti-régime. Pourtant, grâce à mon travail en clinique, j'ai lentement pris conscience que, non, quelques zones restaient résolument grises...

En théorie, les bases de l'anti-régime sont assez simples! Capable de se nourrir sans avoir à réfléchir, le corps est conçu pour ressentir les signaux de faim et de satiété dès notre naissance, de façon innée. Si ces signaux sont écoutés, le corps reste inévitablement et naturellement à son poids normal. Pour aider son corps à reconnaître efficacement ces signaux, il faut manger de tout sans se priver, les efforts entrepris ne devant pas se concentrer sur la privation, mais bien sur l'écoute de son corps.

Toutefois, un facteur difficile à ignorer vient jouer les trouble-fêtes dès qu'on enclenche un processus (régime) pour perdre du poids: le «manger ses émotions». Au-delà de la théorie, depuis le début, je me doutais bien que les émotions avaient un rôle important à jouer. Je n'arrivais cependant pas à en expliquer les causes et effets sans me perdre dans des concepts ardus. Surtout, je ne voulais pas tomber dans le piège de la pensée magique. J'ai donc mis quelque quatre années à relever le défi: expliquer clairement le rôle des émotions et le moyen de briser leur emprise sur l'alimentation. *Manger ses émotions* représente l'aboutissement de ces travaux.

Pendant toutes ces années, la grande majorité des clients qui venaient consulter en clinique avaient déjà lu *Mangez!* Ils venaient me voir, car ils n'arrivaient pas à mettre en pratique les principes de base. Quelque chose clochait. Ils appréciaient tous l'approche logique et pleine de bon sens du livre, mais les signaux ne se révélaient pas aussi facilement qu'ils l'auraient cru ou voulu. La plupart connaissaient même quelqu'un qui avait réussi à se brancher sur ses signaux ou vivaient avec des personnes naturellement minces. Ils savaient donc que les fondements de l'approche ne relèvent pas du conte de fées, mais le tout demeurait inatteignable pour une raison obscure. Dans chacun de ces cas, l'obstacle s'est révélé de nature émotive.

L'expression «manger ses émotions», qui fait partie du patois populaire, est familière à beaucoup de gens. Trop souvent, elle exprime une faiblesse, comme l'incapacité de pouvoir résister aux rages de nourriture lorsqu'on entreprend un régime qui, on l'espère, mettra une croix pour toujours sur ce comportement. Chaque fois, le régime terminé, le poids perdu est repris, et la nourriture redevient source de souffrance. C'est pourquoi, après la publication de *Mangez!*, j'ai fondé MuUla. Grâce aux rencontres individuelles ou de groupes et aux ateliers d'exposition, cette clinique favorise la communication et l'ouverture. On y aide les gens à briser leur isolement, à faire les liens entre leurs émotions et la consommation d'aliments, et à retrouver leurs signaux de faim et de satiété sans interdits alimentaires ni culpabilité. Plus important encore, on les aide à retrouver une image positive de leur corps.

J'adore mon travail. C'est profondément stimulant pour moi de travailler avec des gens qui veulent apprendre à s'accepter et à régler, une fois pour toutes, la relation négative qu'ils entretiennent avec leur corps. Je sens vraiment que je fais équipe avec mes clients pour qu'enfin leurs émotions leur servent de guide et non de trouble-fête. J'ai le privilège d'accompagner les gens vers le bien-être, afin qu'ils puissent retrouver le contact avec leurs signaux de faim, cesser de manger leurs émotions et se permettre enfin de se nourrir sans culpabilité.

À qui s'adresse ce livre ?

Ce livre s'adresse aux lecteurs qui n'en peuvent plus de vivre l'échec des régimes et qui cherchent une autre voie que la privation. Vivre avec le corps que la nature nous a donné est la plus grande liberté que l'on puisse s'offrir dans une société qui fait l'éloge des contraintes et des privations. Je m'adresse à tous ces gens qui comprennent bien que quelque chose accroche dans leur relation face aux aliments, mais qui n'arrivent pas à mettre le doigt sur le bobo; tous ceux qui disent d'eux-mêmes qu'ils mangent leurs émotions...

Je veux les aider à faire le tour de la question pour qu'ils puissent enfin comprendre la cause de ce comportement. Je veux leur fournir des réponses simples et les convaincre que ce n'est pas sorcier ni compliqué de ne plus manger ses émotions. Par-dessus tout, je veux leur montrer combien le seul fait d'arrêter peut leur ouvrir une vie qu'ils n'avaient peut-être même pas osé imaginer. C'est en tout cas le message que je reçois régulièrement de mes clients, qui sont stupéfaits de constater les ramifications de leur relation avec les aliments dans toutes les sphères de leur vie.

J'espère pouvoir aussi toucher les plus jeunes, chez qui les régimes n'ont pas encore causé de dommages trop profonds sur le moral. Je sais que ce livre pourra les aider. Mon expérience m'a enseigné que, moins longtemps on s'est frotté aux régimes, plus il est facile de recommencer à écouter son corps.

Enfin, avec ce livre, je souhaite susciter une prise de conscience collective face à l'absurdité des régimes et des torts profonds qu'ils causent. J'aimerais qu'il soit une référence pour les nutritionnistes qui ont déjà délaissé le contenu de l'assiette, qui sont interpellés par le caractère humain de leur profession, et qui désirent comprendre ce que leurs clients vivent et ressentent. Je veux finalement rejoindre les médecins, les psychologues, les psychothérapeutes, les infirmiers et infirmières et tous ceux qui interviennent auprès de gens ayant besoin de perdre du poids, afin qu'ils puissent mieux comprendre l'ampleur de leur souffrance et qu'ils découvrent une nouvelle façon d'interagir avec eux, sans jugement et avec empathie.

Guylaine Guevremont

11

Chapitre

la tyrannie
de la minceur

Q ue celui ou celle qui n'a jamais rêvé d'être plus mince lève la main! Quelle femme ne s'est jamais regardée dans le miroir avec la frustration de ne pas avoir moins de ventre? Quel homme n'a jamais rêvé d'exhiber un corps plus musclé? Dans les réunions de famille ou les sorties entre amis, il y a toujours quelqu'un qui finit par dire quelque chose à propos de son poids. Certes, le discours commence à être plus nuancé. Il y en aura toujours pour dire, avec raison, que la minceur n'est pas si importante et que les rondeurs peuvent être charmantes lorsqu'elles sont bien «portées» et «assumées». On affirme aussi que les cuisses bombées, l'abdomen rebondi ou les hanches bien rondes font le charme des femmes qui, par nature, ne ressemblent pas aux hommes. Sauf que trop de gens, dans leur for intérieur, n'aspirent qu'à une chose: être plus minces. Quitte à s'imposer des régimes plus ou moins draconiens pour perdre un peu de poids (au diable les fringales!). Et ils trouvent toujours une bonne raison: des vacances qui s'en viennent, une silhouette affectée par les kilos restés collés aux hanches après une grossesse, un antidote aux effets de la ménopause ou encore la prévention de diverses maladies. Quelles qu'en soient les raisons, le désir de perdre du poids semble universel. Il touche toutes les couches de la population et toutes les tranches d'âge.

Il faut dire que la société tout entière, des médias aux médecins en passant par les livres, l'école ou même votre meilleure amie, relaie un seul message: perdre un peu de poids est bon pour soi, pour notre santé comme pour notre image. La quête de minceur s'est transformée en mode de vie: il faut faire attention à ce qu'on mange; consommer au minimum sept portions de fruits et légumes par jour[1]; faire au moins deux heures et demie de sport par semaine; privilégier les escaliers à l'ascenseur; marcher plutôt que prendre sa voiture ou le bus; cuisiner maison en évitant les aliments transformés bourrés de gras trans et de sucre; varier l'alimentation, etc. Si tous ces efforts visent à rester en forme et en santé, bravo. Pour plusieurs, par contre, l'objectif réel est de se maintenir à tout prix dans les moyennes de l'indice de masse corporelle (IMC)...

Trop, c'est trop. La quête de minceur est devenue obsessionnelle, un objectif individuel et collectif dont la médaille a des revers. Parce que vous n'êtes pas dupe. Dans ce fameux miroir justement, vous voyez bien que votre corps n'est pas celui que vous auriez choisi. Vous savez combien ajuster vos courbes à

---

1   Selon les recommandations du *Guide alimentaire canadien* de Santé Canada.

celles de l'IMC exige des efforts constants et que le combat est épuisant. Vous sentez une forme d'injustice face aux autres, ceux qui rentrent facilement dans leur pantalon, ceux qui ne cherchent pas constamment à cacher ventre et bourrelets ; vous avez l'impression qu'ils ont une chance que vous n'avez pas. Vous les regardez, épanouis, satisfaits, confiants dans la vie, pleins de vitalité et d'aisance ; ils bougent, courent, dansent, se lèvent et s'assoient avec grâce et élégance. Pendant ce temps, vous habitez un corps qui ne vous semble pas assez mince et, malgré tous vos efforts, vous n'arrivez pas ou vous n'arrivez plus à perdre de poids. Un sentiment d'impuissance a miné votre confiance en vous.

Quand vous admirez les œuvres d'art des siècles précédents – les poitrines rondes et les fortes cuisses des sculptures de Rodin, les marbres de l'Antiquité grecque et romaine, ou encore les statuettes en terre cuite du paléolithique avec leurs fessiers qu'on jugerait aujourd'hui obèses –, vous en venez à penser que vous n'êtes décidément pas né à la bonne époque. Ces images prouvent bien que les critères de beauté évoluent à travers le temps et que la dictature de la minceur représente un phénomène nouveau, pour ne pas dire un glissement à l'encontre de notre bagage génétique. Pour correspondre aux critères de beauté et de santé d'aujourd'hui, vous voilà quand même prêt à consentir des efforts, dont suivre des régimes qui font croire qu'un peu de volonté et de constance suffisent pour atteindre un poids idéal et le maintenir.

15

Frustrations et échecs des régimes amaigrissants

Rien n'est plus difficile que de suivre un régime. D'une part, manger constitue une pulsion vitale, impossible d'y échapper, on se doit de manger tous les jours. D'autre part, quel casse-gueule que de compter les calories, peser les portions, se limiter à des quantités définies par avance, s'astreindre à manger des aliments précis en dépit de nos goûts. Un régime ressemble à une punition qu'on s'inflige avec entêtement et conviction, presque sans discernement. On le suit à la lettre, point à la ligne.

Mais si l'expérience est si éprouvante, pourquoi diable faire un régime ? D'autant que, vous le savez mieux que quiconque, la perte de poids est suivie, en général, d'une reprise de poids quelques mois ou quelques années plus tard. La réalité vous rattrape toujours et c'est un éternel recommencement, frustrations en prime. Malgré tout, régime après régime, vous gardez espoir: «Et si celui-ci était le bon?»

Alors, au risque de me répéter: si l'expérience est si éprouvante, pourquoi diable faire un régime? Tout simplement parce qu'on ne suit pas un régime pour perdre du poids, mais pour des raisons bien plus subtiles. En réalité, si la perte de poids est l'objectif premier des régimes (sauf pour des cas médicaux particuliers), nos motivations vont bien au-delà. Des croyances persistantes nous poussent: on est convaincu que perdre du poids nous rendra plus heureux, nous fera sentir mieux dans notre peau, nous fera retrouver une belle image de soi, nous fera sentir désirable et désiré.

Si vous avez suivi un régime, vous le savez déjà: le sentiment de contrôle sur son poids galvanise. Il procure un «high» au même titre que tous les excitants se terminant en -ine, telles que la cocaïne, la caféine et la dopamine. En prenant conscience que notre volonté agit concrètement sur notre poids, on est pris dans l'extase de la maîtrise qui dope notre moral comme autant d'hormones euphorisantes. On se sent soudain puissant et en contrôle, vivant et maître de notre destin. Ce sentiment de force et de domination peut atteindre un tel paroxysme que certains s'y perdent, jusqu'à confondre la fin et les moyens.

Cette satisfaction initiale est généralement assez intense pour nous faire plonger dans un nouveau régime qui nous remplit d'espoir, par exemple lorsque le printemps arrive et que nous rêvons d'enfiler une robe, une jupe ou un maillot de bain révélateur. Malheureusement, il s'agit souvent d'un espoir éphémère car, de l'avis de nombreux spécialistes, les régimes amaigrissants ne marchent pas: 95% des régimes se soldent par un échec dans les cinq ans qui suivent[2] et, dans 60% des cas, le poids d'arrivée est même supérieur au poids de départ[3]!

---

2   S. C. WOOLEY et D. M. GARNER, «Obesity Treatment: the High Cost of False Hope», Journal of American Dietetic Association, n° 91 (10), octobre 1991, p. 1248-51..

3   T. MANN et autres, «Medicare's Search for Effective Obesity Treatments: Diets are not the Answer.» The American Psychologist, n° 62 (3), avril 2007, p. 220-33.

Pourtant, les régimes abondent, aux principes fondateurs variés et vendeurs. On pourrait logiquement s'attendre à ce que chacun puisse trouver un type de régimes qui lui convient et qui fonctionne. Eh non! quelle qu'elle soit, la démarche se solde presque toujours par un échec.

Malgré leurs différences apparentes, tous les régimes permettent une perte de poids à court terme. Normal: on mange moins, tout simplement.

Vous avez une longue expérience en matière de régime? Alors, vous le savez mieux que quiconque: **la première phase du régime qui consiste à perdre des kilos n'est pas la plus difficile.** Motivé par le désir de réussir, vous vous appliquez à suivre scrupuleusement les règles et, comme «ça marche», vous voilà vite pris dans un engrenage vertueux et jubilatoire. Oui, vous pouvez espérer remettre votre maillot de bain cet été. Youpi! vous retrouvez une certaine fierté et confiance en vous. Enfin, vous avez l'impression d'améliorer votre santé. Cette fois-ci, vos efforts ne seront pas vains.

Mais l'euphorie ne dure pas. Après quelques semaines ou mois de contrôle serré, de restrictions à n'en plus finir et de menus ennuyants, vous devenez irritable et de mauvaise humeur. Il vous arrive de ressentir des symptômes physiques désagréables tels que des maux de tête ou des étourdissements. Soudain, l'objectif de ne pas reprendre de poids devient obsessionnel, un défi psychologique si grand qu'il prend toute la place. Le matin, vous vous réveillez dans l'impatience de vous peser. Vous préparez soigneusement votre boîte à lunch dans le respect des règles établies. Le soir venu, vous préférez rester à la maison et décliner toutes les invitations, que vous imaginez désastreuses pour votre ligne. Mieux vaut hiberner que dérailler! Même en famille, vous ne faites aucune entorse et votre régime conditionne le quotidien. Tous l'ont compris et votre entourage ne rate aucune occasion de vous faire savoir combien votre volonté est admirable.

Il y a plus dur encore. Imposer à tous un comportement à la limite du *socialement acceptable,* planifier les repas en fonction de soi et non des autres, passe encore. Mais gérer la frustration face aux aliments interdits devient insupportable avec le temps. Car l'interdit crée la convoitise. Vous qui aimiez tant vous accorder une pause «muffin et café», vous voilà privé depuis des lustres des aliments que vous préférez. Fini la poignée de noix ou les biscuits en après-midi ou les chips en rentrant du boulot. Après des mois et des mois de frustrations, vous n'avez plus qu'une seule envie: plonger la main dans le sac et rattraper les plaisirs perdus! Si seulement ces aliments pouvaient disparaître de la face de la terre. C'est tellement difficile pour vous de vous contrôler! Alors, vous succombez... une fois. Vous vous dites que, demain, vous serez capable de vous ressaisir et de reprendre votre régime en main. Et ce qui devait arriver arrive.

Plus les jours passent, plus les écarts s'accumulent et l'aiguille de la balance s'emballe dans la mauvaise direction. Autour de vous, vos proches, qui vous avaient bien vu perdre votre joie de vivre, vous encouragent à commettre les faux pas susceptibles de vous redonner le sourire. Sauf que, pour vous, ces faux pas – commis à répétition – mènent inéluctablement à la reprise de poids perdu au prix de tant d'efforts. Un sentiment d'échec vous hante. Votre moral et votre estime de soi sont mis à mal: vous vous reprochez de manquer de volonté car, malgré tous vos efforts, vous n'avez pas réussi à maintenir le poids visé. Convaincu que tout est de votre faute, vous vous dépréciez. Si seulement vous n'aviez pas craqué cette foutue première fois!

Or, **ce n'est pas à vous, mais au principe même des régimes que la faute incombe.** En 2009, mandatée par la Direction générale de la santé pour évaluer les risques liés aux pratiques alimentaires d'amaigrissement, l'Agence nationale de sécurité sanitaire de l'alimentation, de l'environnement et du travail – un organisme français – affirmait: « La dépression et la perte de l'estime de soi sont des conséquences psychologiques fréquentes des échecs à répétition des régimes amaigrissants. Sur le plan comportemental, le **syndrome de restriction cognitive,** conduisant à la réduction de la ration alimentaire pour atteindre un poids inférieur au poids spontané et s'y maintenir, induit une perturbation du comportement alimentaire qui augmente le risque de reprise de poids, au-delà même du statut pondéral initial.[4] »

Selon Herman et Polivy[5], les individus atteints du syndrome de restriction cognitive s'imposent des règles strictes pour réguler ce qu'ils mangent; leurs choix alimentaires sont déterminés par leurs croyances concernant les quantités et aliments permis. Ces comportements prennent le dessus sur les mécanismes de régulation de la faim et de la satiété.

Eh non, les régimes ne marchent pas à long terme. Primo, parce que la frustration nuit au bien-être. Secundo, parce que le problème de poids ne se

---

4   Avis de l'Agence nationale de sécurité sanitaire de l'alimentation l'environnement et du travail, ANSES – saisine n° 2009 – SA – 0099, p. 5.

5   C.P. HERMAN et J. Polivy, *From Dietary Restraint to Binge Eating: Attaching Causes to Effects, Appetite.* N° 14 (2) p. 123-5; discussion 142-3, avril 1990.

résume pas à la qualité et à la quantité d'aliments ingérés. Nous ne sommes tout simplement pas des récipients qu'il suffit de remplir de bons nutriments pour être en santé! Notre corps n'est pas un algorithme ambulant et notre poids ne se résume pas à une équation entre les calories qui entrent et qui sortent, alignées comme des statistiques sur un tableau d'école. Réduire l'alimentation et le poids à une donnée quantitative et qualitative de calories relève d'une vision simpliste tant de la biologie que du fonctionnement humain : le poids n'est pas qu'une affaire de bilan comptable à deux colonnes, les entrées au crédit et les dépenses au débit. Vous, qui avez passé tant d'années à compter vos calories et à contrôler les quantités, vous savez mieux que n'importe quel professionnel de la santé que le problème de la prise de poids n'est pas si simple. Et si la solution se trouvait plutôt ailleurs ?

Les pressions de la société

Avant d'entrer dans le vif du sujet et de parler des émotions et de notre monde intérieur, il est important pour moi de voir ce qui nous entoure.

Vous venez peut-être d'apprendre que les régimes sont mauvais pour le métabolisme. Que, dans la majorité des cas, ils ne servent à rien, sauf au mieux à vous faire perdre et reprendre du poids et, au pire, à vous en faire prendre davantage. Pourtant, malgré les statistiques, vous gardez espoir, vous espérez être celui ou celle qui réussira malgré les privations qui vous attendent. Il faut dire que tout dans notre société incite à recommencer un régime. La pression sociale est carrément phénoménale. Elle agit comme un rouleau compresseur et empêche d'exercer son libre arbitre. Il n'y a qu'à regarder la publicité, les émissions de télé, les films au cinéma, les magazines de mode – autant masculins que féminins – pour constater que les hommes et les femmes bien en chair sont peu représentés, c'est le moins qu'on puisse dire. Faute de présence dans l'espace médiatique et culturel, les personnes qui ont un surplus de poids, indépendamment de qui elles sont, se voient montrées du doigt, discriminées ou même exclues parce qu'elles ne correspondent pas aux critères actuels.

Certains répondront que les choses ont quand même évolué depuis quelques années et que les gens plus « enrobés » sont mieux représentés dans les médias qu'il y a 20 ans. C'est vrai, mais ne nous y trompons pas. Autant il est devenu socialement acceptable, voire recommandé, de donner la vedette dans les médias à une ou deux personnes bien en chair, autant il s'agit de la bonne vieille exception qui confirme la règle. Minoritaires à l'extrême, elles sont rarement représentées comme des modèles à suivre. En effet, bien peu de gens souhaitent leur ressembler physiquement, quoi qu'elles accomplissent d'exceptionnel dans la vie. Les diffuseurs, annonceurs et autres vendeurs leur attribuent rarement un pouvoir de séduction. En conséquence, les gens en surpoids sont en général exclus des médias de masse.

Dans le monde d'aujourd'hui, qu'il s'agisse des magazines de mode, de cuisine, de voyage, de déco intérieure ou d'automobile, l'aspect « glamour » l'emporte sur le rôle informationnel. Dans cette logique plus que discutable, normal donc qu'on n'y trouve peu ou pas de mannequins, de comédiens, d'artistes ou même de personnalités en surpoids évident. Au cinéma ou à la télévision, c'est pire : Brad Pitt, Penélope Cruz ou Leonardo DiCaprio jouiraient-ils de la même carrière cinématographique s'ils étaient en surpoids ? Peut-on imaginer qu'une série télévisée telle que *Beautés désespérées* remporterait le même succès médiatique en mettant en scène des comédiennes rondouillardes ? À l'exception de certains comédiens comme Gérard Depardieu, Sonia Vachon ou Antoine Bertrand, la forte corpulence est en général bannie au cinéma.

Côté musique populaire, des idoles comme Christina Aguilera ou Britney Spears voient leurs courbes épiées par tout un chacun. Même les hommes et les femmes politiques sont dans la mire du public à cet égard. Le président français François Hollande aurait perdu au moins une dizaine de kilos avant de se lancer dans la campagne électorale de 2012. Et qu'on pense aux commentaires suscités par le poids du Dr Gaétan Barrette alors qu'il convoitait le poste de ministre de la Santé en 2012. La minceur s'avère de mise dès lors qu'on veut se tailler une place dans l'univers *people*, et ce, malgré les offensives d'associations comme Équilibre et Anorexie et boulimie Québec (ANEB) qui dénoncent le phénomène. Croyez-moi, les choses ne sont malheureusement pas près de changer. À l'ère d'Internet, des réseaux sociaux et de la multiplication des canaux d'information, l'image est omniprésente et la représentation publique fait foi de valeur dans le nouveau paysage médiatique.

Depuis longtemps, le milieu de la mode haut de gamme et du prêt-à-porter est lui aussi montré du doigt. Les critères de recrutement des mannequins féminins sont draconiens : 5 pi 7 (1,70 m) au minimum avec des mensurations de 33/24/33 (tour de poitrine, de taille et de hanche en pouces, soit 85/60/85 en centimètres). On est loin des mensurations de la femme moyenne, avec ses 140 lb pour 5 pi 4 (63,5 kg pour 1,63 m) ! Alors, pourquoi les agences de mannequinat imposent-elles une telle minceur ? Tout simplement parce que les magazines, les créateurs de mode et les entreprises de prêt-à-porter ont pour vocation de vendre de la beauté et du rêve. Parce qu'un vêtement, de tous les jours ou des grands jours, n'est pas seulement destiné à se couvrir ou à tenir chaud : il est un médium pour parler de soi, pour exprimer sa personnalité et pour se sentir bien dans sa peau. Les mannequins ne sont que des présentoirs vivants qui servent à mettre en valeur les qualités d'un vêtement, soit sa beauté, son originalité ou sa fonctionnalité, peu importe qui le porte. Sachant que les photos de magazines sont retouchées, il va sans dire que la mode n'est plus qu'un univers virtuel, une représentation factice, qui ne témoigne pas de notre réalité. Pourtant, on a beau le savoir, la majorité d'entre nous considère encore les images de mode comme un modèle et une source d'inspiration.

Une autre forme de tyrannie véhiculée par les médias est le fantasme de la femme ou de l'homme parfait. En plus d'être une bonne épouse, une mère dévouée et une conciliatrice hors pair, la femme parfaite se doit d'être jolie, mince et intelligente. Pour un homme, la pression s'avère tout aussi forte : selon le schéma dominant auquel tant aspirent, il faut être beau, fort, musclé, rassurant et riche. Dans le monde paradisiaque des idéaux sociaux, zéro place pour la vulnérabilité, la faiblesse, la dépression, l'imperfection, le surpoids ou la maladie. Les poupées Barbie et Ken ont contribué à forger l'imaginaire et le stéréotype occidental. Résumé en quelques mots, les gens beaux et minces sont heureux et la vie leur sourit. Les autres sont mal dans leur peau, faibles de caractère et sans volonté. Or, rien n'est plus faux.

21

Devant de tels « mensonges » colportés par la société tout entière, deux voies s'offrent à nous, soit :

1) se laisser emporter et suivre le courant sans chercher à faire la part du vrai et du faux ; ou

2) contester le bien-fondé de ce que tous considèrent comme acquis et chercher une réponse à ses interrogations profondes.

Il est toujours difficile d'admettre que la société peut se tromper et faire fausse route. Quoi de plus rassurant que d'être dans la norme et de se fondre dans les modes et les courants de pensée dominants ? On se sent moins seul et synchro avec le monde dans lequel on vit. Ce sentiment d'appartenance étant bénéfique pour l'estime de soi, on sous-estime parfois le coût psychologique et physique à payer pour se maintenir dans la norme au prix d'efforts constants. Toute défaillance nous mène à nous percevoir comme dysfonctionnel et incapable de maigrir. C'est presque plus facile de s'en vouloir que de remettre en question les normes et les stéréotypes. Pourtant, l'histoire nous apprend que, pour évoluer, la société désavoue constamment des croyances bien ancrées. Par exemple, selon les époques, on a pensé que la Terre était plate et au centre de l'univers, que les Amérindiens n'avaient pas d'âme, que les Noirs étaient inférieurs aux Blancs, que les femmes étaient inférieures aux hommes. Les exemples de croyances démenties avec le temps ne manquent pas.

En matière de poids et de régimes, je persiste et je dénonce ! C'est une erreur de penser que les personnes rondes doivent aspirer à la minceur, quitte à entreprendre des régimes à répétition et à détruire leur estime de soi. Ne me méprenez pas, je ne suis pas contre l'idée que quelqu'un cherche à perdre du poids pour retrouver son poids naturel ; je suis tout simplement contre la torture des régimes amaigrissants. On ne le dira jamais assez : la privation mène à des comportements et des émotions qui favorisent la prise de poids. Rien

Les femmes insatisfaites de leur poids

Devant l'importance de l'image et de la représentation publique dans la société occidentale, on ne s'étonnera pas d'apprendre que nous portons un regard très exigeant sur nous-même et sur les autres. Des études montrent qu'aux États-Unis 90 % des femmes se soucient de leur poids et que 38 % des femmes au poids « normal » se pensent en surpoids. Inversement, il est intéressant de noter que 33 % des hommes en surpoids nient le problème, au point même de se déclarer en sous-poids[1]! En Europe, selon le bulletin mensuel d'information de l'Institut national d'études démographiques (INED), « 45 % des individus se déclarent insatisfaits de leur poids. Ils sont 40 % à le trouver trop élevé et

---

1   Thibaut de Saint Pol, Surpoids, normes et jugements en matière de poids: comparaisons européennes, *Population et Sociétés*, n° 455, avril 2009, p. 1.

n'est plus contre-productif que la frustration. Prenons un exemple : lorsque vous vous privez de sucre parce que vous croyez à tort que cela fait grossir, votre rage de sucre mènera inévitablement à un écart de conduite, le tout accompagné d'un sentiment de culpabilité qui nuit au lieu de protéger. Car, comme le montrent David Garner et Paul Garfinkel dans leur livre *Handbook of Treatment for Eating Disorders* [6], la frustration détruit plus que tout. Pour cesser de souffrir, il faut plutôt abandonner le contrôle incessant de l'alimentation, ce qui est, avouons-le, complètement contre-intuitif.

Quand un aliment vous pose un problème, vous pouvez être tenté de vouloir l'exclure de votre alimentation et faire comme s'il n'existait plus. Sauf que ce n'est pas si simple ; tôt ou tard, vous retomberez dessus, chez des amis, dans un 5 à 7 au bureau, etc. Et, là, vous risquez de ne plus pouvoir résister. Faire un travail de désensibilisation bien structuré est très libérateur mais comme cela va à l'encontre du courant de pensée dominant, c'est aussi plus exigeant.

---

6 D. GARNER et P. Garfinkel, *Handbook of Treatment for Eating Disorders*, Guilford Press, 1997, 528 p.

5 %, trop faible. Les femmes sont plus fréquemment insatisfaites (51 %) que les hommes (39 %), bien que ceux-ci soient plus souvent en surpoids ou obèses selon les critères de l'OMS ». Au Québec, l'organisme ÉquiLibre, fondé en 1991 et qui a pour mission de prévenir et de diminuer les problèmes liés au poids, nous donne des statistiques qui vont dans le même sens : 73 % des femmes souhaitent perdre du poids, peu importe leur silhouette ; 50 % de celles qui affichent un poids normal souhaitent également perdre du poids ; 37 % présentent de l'anxiété en pensant à leur poids ; 22 % affirment que la gestion du poids domine leur vie.

Les femmes sont donc plus sujettes à l'autocritique esthétique que les hommes, pour qui la corpulence symbolise souvent la réussite sociale – ce qui devient de moins en moins vrai. Les études montrent aussi que le souci de l'apparence corporel se manifeste tout au long de la vie des femmes, de l'adolescence au troisième âge. Prétendre donc que les personnes rondes n'ont pas conscience de leur poids et que la société doit les aider en leur présentant un miroir relève de l'hérésie.

La tyrannie de l'IMC : c'est assez !

Le corps médical, vendu à la mesure de l'indice de masse corporelle, en est venu à exercer une autre source de pression sur les personnes. L'IMC, norme inventée au XVIIIe siècle par le mathématicien et statisticien Adolphe Quetelet, sert à évaluer la corpulence des individus. Il se calcule en divisant le poids en kilogrammes par la taille en mètres au carré. L'IMC a été utilisé en 1997 par l'Organisation mondiale de la santé pour évaluer les risques de mortalité liés au poids chez l'adulte.

Selon l'IMC, la population se divise en 4 catégories :

■ MINCEUR **(IMC INFÉRIEUR À 18,5)**

■ NORMALITÉ **(IMC COMPRIS ENTRE 18,5 ET 25)**

■ SURPOIDS **(IMC COMPRIS ENTRE 25 ET 30)**

■ OBÉSITÉ **(IMC SUPÉRIEUR À 30)**

Par exemple, une personne qui mesure 1,60 mètre et qui pèse 60 kilos a un indice de 23,43, soit une corpulence normale.

L'intérêt majeur de l'IMC réside dans son mode de calcul simple et fiable, tous les cabinets médicaux disposant d'un pèse-personne avec une règle graduée (aussi appelée toise) pour mesurer la taille. L'autre méthode consisterait à mesurer le tour de taille au niveau des hanches, sauf que selon la dextérité et la formation du professionnel effectuant la mesure, les résultats varient. L'IMC s'est donc vite imposé comme un moyen de mesure plus efficace, qui aura même permis de mesurer l'évolution des populations au fil du temps. On a ainsi pu constater que le nombre de personnes obèses progressait de manière significative presque partout dans le monde, ce qui a incité le corps médical à sonner l'alarme.

En tant que nutritionniste, je ne remets nullement en cause l'utilité de l'IMC pour comparer le risque de développer des maladies chroniques chez des groupes d'individus. Là où je ne suis pas d'accord, c'est lorsqu'il sert à évaluer le poids que devrait peser telle ou telle personne et d'en tirer des conclusions.

En effet, l'IMC ne tient pas compte des particularités de chacun et ne signifie pas la même chose selon le genre (homme ou femme), le niveau d'activité (sportive ou non), l'âge, la composante génétique. Par exemple, un homme de 30 ans, travailleur agricole, mesurant 1,80 mètre et pesant 85 kilos, a un IMC de 26,2 et ferait donc partie de la population en surpoids. Or, dans ce cas-ci, on peut aisément concevoir que cet homme, fort et musclé, n'a surtout pas besoin d'entreprendre un régime. On pourrait en dire tout autant d'une femme de 55 ans ayant le même IMC, quand bien même serait-elle sédentaire et méno-pausée. En ignorant la part génétique – ses formes relèvent peut-être de sa constitution –, vouloir lui faire perdre du poids pourrait mettre sa santé en péril. Qui sommes-nous, en effet, pour juger du poids d'une personne sans prendre en compte son historique de poids et son état de santé?

Compte tenu de ces bémols, autant l'IMC me semble intéressant pour éva-luer des populations entières, autant je le trouve inefficace au cas par cas. À cause du mauvais usage qu'on en fait, et sous la pression de la société, on en est arrivés à stigmatiser toutes les personnes ayant un surplus de poids, sans égard à leurs caractéristiques individuelles. Le règne de l'IMC aura fait couler beau-coup d'encre et provoqué de nombreux fiascos.

25

La lutte contre l'obésité, ah oui?

La lutte contre l'obésité a été déclarée par le Center of Disease Control (CDC) dans les années 1990, lorsqu'on a établi une corrélation statistique entre l'IMC et le taux de mortalité[7]. En effet, des études ont montré que les risques de maladies cardiovasculaires, de diabète, de cancer et d'accidents vasculaires cérébraux, entre autres, augmentaient chez les personnes très obèses. On pré-disait à l'époque 400 000 décès par an dus à l'obésité aux États-Unis. Depuis, les chiffres ont été revus à la baisse. Le CDC évoque plutôt 26 000 décès annuels, ce qui demeure un nombre important, mais tout de même 15 fois moindre. On a aussi beaucoup entendu dire que l'espérance de vie risquait de diminuer avec la progression de personnes dites obèses dans la population. Sur ce point aussi, il semble que les prévisions aient été trop alarmistes. En

---

7   Margo Maine, «Challenging the BMI: Body Mass Index or Body Myth Insanity», conférence NEDIC Shades of Gray, mai 2011.

2013, Statistique Canada a prévu une augmentation de la longévité tant chez les hommes que chez les femmes. D'après les prévisions, la génération de nos enfants verra elle aussi son espérance de vie augmenter, soit de sept ans par rapport à la nôtre.

En 2013, une méta-analyse[8] (analyse de plusieurs dizaines d'études) a montré que les personnes considérées comme en surpoids et légèrement obèses ont une mortalité inférieure d'environ 5 % par rapport à celles de poids considéré comme normal. Quel comble quand on nous martèle depuis des décennies que ces « obèses légers » doivent impérativement maigrir pour s'ajuster aux courbes de l'IMC normal ! Toujours d'après cette méta-analyse, seules les personnes considérées comme très obèses (IMC supérieur à 35) auraient une mortalité d'environ 30 % supérieure par rapport aux personnes normales. Le surpoids et l'obésité ne sont donc pas aussi terrifiants qu'on l'avait prédit.

L'idée selon laquelle le surpoids n'est pas aussi invalidant qu'on le prétend est défendue depuis des années par plusieurs chercheurs. Glenn Gaesser, Ph.D., directeur d'un centre de recherche sur les saines habitudes de vie, affirme dans son livre *Big Fat Lies : The Truth About Your Weight and Your Health* qu'il est possible d'être en forme et gros (« fit and fat ») en même temps. Linda Bacon, Ph.D., soutient dans son livre *Health at Every Size : The Surprising Truth About Your Weight* que le surplus de poids n'est pas responsable de tous les maux. En attendant une recherche plus poussée sur ce point, le discours scientifique ambiant demeure univoque : la lutte contre le surpoids et l'obésité doit perdurer, en prévision de problèmes de santé publique majeurs à venir. Au diable les méta-analyses qui disent le contraire !

Les tissus adipeux serviraient-ils de réserves énergétiques en cas de maladies ? Si nous ne savons pas encore pourquoi et comment le surpoids et l'obésité légère permettent d'augmenter l'espérance de vie, on peut en déduire sans se tromper : manger ne tue pas ! Ce serait même plutôt l'inverse : trop peu manger cause plus de dégâts. Je ne parle même pas de la famine qui peut tuer carrément, quand on entreprend un régime draconien et qu'on met le corps en situation de famine pour le faire maigrir de force ! Invariablement, le poids atteint un niveau minimum, puis remonte, voire dépasse le poids de départ quelques années plus tard.

---

8   Katherine M. FLEGAL, et autres, « Association of All-Cause Mortality With Overweight and Obesity Using Standard Body Mass Index Categories: A Systematic Review and Meta-analysis », *Journal of the American Medical Association*, 2 janvier 2013.

L'effet yoyo, bien connu des adeptes des régimes, serait des plus néfastes pour le corps et pourrait paver la voie aux troubles alimentaires. Malheureusement, bien peu de ressources sont allouées à leur traitement. À ce jour, il n'existe quasiment aucun service gratuit pour le traitement des troubles alimentaires liés au surplus de poids.

La tyrannie version Santé Canada

Si vous avez déjà entrepris un ou plusieurs régimes, vous êtes probablement passé maître en matière de recommandations nutritionnelles, de Santé Canada ou autres. Par contre, à force de multiplier les régimes et de suivre les diktats nutritionnels propres à chacun d'eux, avouez que manger devient très compliqué.

Chez les personnes qui ont suivi plusieurs régimes différents (« si le premier n'a pas marché, alors un autre sera probablement mieux conçu pour moi »), les règles de chaque régime gardées en mémoire finissent par semer la confusion. On se souvient qu'il faut proscrire les aliments glucidiques selon le régime Atkins; bannir gras et sucres dans le cadre du régime hypocalorique (allô la clinique Mayo!); ou éviter les aliments contenant moins de protéines, si l'on s'est aventuré du côté des régimes hyperprotéinés. Ajoutez à tout cela les recommandations en fruits, légumes, viandes, produits céréaliers et laitiers, etc., du *Guide alimentaire canadien*... et ça fait beaucoup de règles à suivre. D'autant que vous avez aussi appris qu'il ne faut pas grignoter entre les repas, qu'il faut boire beaucoup d'eau mais pas de boissons sucrées, faire du sport... Tout cela dans le but de maintenir un « poids santé ». Manger devient tellement cérébral et rationnel, donc tout sauf un moment de plaisir passé à savourer. En prendre conscience est important; c'est une étape essentielle pour retrouver une relation saine à l'alimentation.

Quoique la **démarche de Santé Canada,** qui vise à inciter la population à mieux manger, ne soit pas mauvaise (car si elle était bien comprise, elle pourrait être bénéfique, voire nécessaire), elle présente à mes yeux **deux inconvénients majeurs** qui ne concernent pas seulement les personnes voulant perdre du poids.

Inconvénient nᵒ 1

En indiquant le nombre de portions des catégories d'aliments autorisés, les consommateurs sont maintenus dans un contrôle permanent de ce qu'ils ingèrent et la culpabilité n'est jamais très loin. En effet, plutôt que de voir le Guide comme une source de conseils judicieux, on en fait un outil additionnel de contrôle de l'alimentation, ce qui engendre frustrations et mauvaise conscience. Qui peut se targuer de consommer sept portions de fruits et légumes par jour, 365 jours par an? On le sait, il y a une grande différence entre la recommandation et la réalité. Certes, il s'agit ici de recommandations et non d'injonctions médicales strictes, mais le résultat, pour plusieurs, est le même. Si vous ne mangez pas la portion suggérée de fruits et légumes, vous vous sentez coupable – encore plus quand vous vous autorisez une tablette de chocolat. Sans compter que vous avez l'impression qu'on vous regarde de travers!

Croulant sous le poids de tant de contraintes nutritionnelles, les personnes qui mangent sans grand intérêt sont nombreuses. Et elles sont même admirées. Les chiffres à cet égard sont alarmants: 60 % des femmes américaines ont des conduites alimentaires pathologiques; 50 % d'entre elles avouent que manger est dénué de plaisir et empreint de culpabilité; 40 % se privent; 40 % se gavent; et seulement 20 % d'entre elles mangent de façon intuitive, c'est-à-dire qu'elles mangent à leur faim, quand elles ont faim[9]. Quelles tristes statistiques qui montrent combien l'acte de manger, essentiel, primordial et ludique, est devenu pathologique pour la majorité des femmes américaines. Se sentir trop grosse, contrôler son poids et entretenir une relation négative avec la nourriture sont devenus la norme.

Inconvénient nᵒ 2

Le deuxième inconvénient du *Guide alimentaire canadien* se situe autour de la notion de poids santé. En effet, le Guide se donne comme objectif d'aider les consommateurs à se maintenir à un poids santé. Mais que signifie ce poids santé? Est-ce le poids correspondant à l'IMC normal? Est-ce le poids naturel de la personne, dépendant de sa constitution et de son mode de vie? Le poids santé est-il le poids auquel on se sent en santé? Mais de quelle santé parle-t-on, de la santé physique ou de la santé psychique? Je ne sais pas pour vous mais, même moi, comme nutritionniste, je trouve le tout très frustrant! Car si manger

---

9   Margo Maine, «Challenging the BMI: Body Mass Index or Body Myth Insanity», conférence NEDIC Shades of Gray, mai 2011.

santé (c'est-à-dire respecter les règles du Guide) représente un concept louable visant la santé globale, il ne permet en rien de contrôler son poids. Ici aussi, on ne sait pas très bien ce qu'est le poids santé. Et ici aussi, on dévalue une fois de plus la notion de bien-être et de plaisir au profit de la notion de santé.

Permettez que j'en rajoute. Selon des études sur les régimes, les personnes qui atteignent un «poids santé physique» à la suite d'un régime peuvent souvent souffrir de dépression et de perte de confiance en elles, et commencer doucement à glisser vers les troubles alimentaires en raison de la répétition des compulsions alimentaires. Les voilà en réalité bien loin d'être en santé. Dans son livre *Adolescentes anorexiques, plaidoyer pour une approche clinique humaine,* le Dr Jean Wilkins, pédiatre au CHUM de Sainte-Justine et expert en médecine de l'adolescence, en appelle au besoin de différencier le poids santé, dicté par la norme sociale, et le poids naturel, c'est-à-dire le poids qu'on a naturellement en fonction de nos gènes, de nos origines. Selon lui, la confusion entre ces deux notions incite la population, en particulier féminine, à entretenir une relation malsaine avec la nourriture et avec le corps.

29

Pour voir au-delà de l'assiette

On vous dit de calculer votre «poids santé» à l'aide de l'Indice de masse corporelle (IMC), puis de vous y conformer, par des privations et du contrôle. Vous n'y arrivez pas? C'est soit carrément votre faute, soit que vous n'avez pas encore trouvé le bon régime.

Pour ma part, j'adhère à la notion de poids naturel. Le poids naturel est le poids auquel tend naturellement votre corps quand il est nourri dans le respect de ses besoins. Le corps possède quantité d'hormones et de récepteurs pour se réguler et conserver ce poids naturel. C'est en apprenant à écouter les signaux de faim et de satiété qu'il vous envoie que vous pouvez retrouver le poids que la nature a choisi pour vous.

Et le concept de normalité dans tout ça?

Comme on vient de le voir, il est devenu normal de se soucier de son alimentation, de sa santé et de son IMC. Si les personnes qui considèrent qu'elles ont un poids normal sont touchées par le syndrome du contrôle, que dire de celles qui se sentent trop grosses et qui se battent à chaque instant pour entrer dans la normalité? Pour elles, la lutte est sans merci. Elles ont déclaré une véritable guerre à leur corps. Elles veulent le dominer et terrasser le mal – soit les kilos disgracieux – coûte que coûte, vaille que vaille. Si c'est votre cas, vous savez à quel point la machine de guerre peut être puissante. Fuyant le miroir et le regard des autres, vous en arrivez à vous haïr. Le désir de normalité n'a pas de prix à vos yeux. Mais de quelle normalité s'agit-il au juste? Entre l'IMC, le poids santé et les recommandations de tous vos régimes passés, le temps n'est-il pas venu de s'interroger sur la pertinence de la notion de normalité?

Si la normalité veut qu'on soit mal dans sa peau parce qu'on n'aime pas son corps trop gros, trop laid, trop mou; si la normalité dicte de vivre dans la peur de prendre du poids ou de tomber malade en mangeant à sa faim; alors la normalité est malsaine et s'en détourner devient un acte salutaire. Oui, se désolidariser du courant de pensée dominant, c'est courir le risque de passer pour un irresponsable ou un inconscient sans volonté. Pour ma part, je considère que penser à son poids du matin au soir, juger l'autre sur son apparence physique, éviter les sorties au restaurant par peur de grossir, se sentir bien ou mal selon sa capacité à contrôler son poids, culpabiliser dès lors qu'on se laisse aller au plaisir de manger un aliment sucré ou gras, tout cela n'est ni souhaitable, ni sain, ni normal. Force est de constater que ce qui passe pour la normalité dans notre société n'est rien de moins qu'une pathologie.

Si vous vous sentez pris dans l'étau du désir de normalité, prenez un moment pour réfléchir à ce que la normalité implique pour vous et au prix que vous êtes prêt à payer. Pensez-vous vraiment que l'obsession collective qui nous a fait déclarer la guerre à l'obésité est préférable à faire la paix avec votre corps, une bonne fois pour toutes?

Famille, quand tu nous tiens !

Si le désir de normalité est fortement nourri par les médias et le corps médical, il ne faut pas sous-estimer la pression que vous subissez de vos proches. Là résident certainement les enjeux les plus intimes et les plus difficiles à identifier. Vous l'ignorez peut-être : si vous souffrez d'un manque d'amour pour votre corps, cela pourrait bien avoir un lien avec votre milieu d'origine, l'histoire de votre mère, de vos parents et grands-parents. Je ne cherche pas à vous déresponsabiliser ou à vous confondre avec votre famille, mais le rapport à l'alimentation et au corps pourrait dépendre du modèle familial reçu, qu'on ait choisi volontairement de le fuir ou inconsciemment de l'imiter.

Quel que soit notre poids, on est tous intimement marqués par nos origines et par les liens tissés avec nos proches dès le plus jeune âge. Il se peut que, enfant, vous ayez senti votre mère inquiète de vous voir bien manger et soucieuse de vous prodiguer l'affection et les bonnes calories pour mieux grandir et devenir costaud. Peut-être que votre embonpoint rassurait vos aînés et les aidait à se sentir de bons parents nourriciers ? Peut-être avez-vous intégré très tôt l'idée que manger et finir votre assiette vous permettaient d'obtenir la reconnaissance et l'amour de votre entourage ? Peut-être que votre mère était toujours au régime et contrôlait tout ce que sa famille mangeait ? Peut-être avez-vous été mis au régime très tôt dans votre enfance et avez-vous souffert d'être le seul enfant de votre entourage à être constamment privé à la maison ? À chacun son histoire...

Loin de moi de vouloir aborder ici des considérations psychologiques qui dépassent mes compétences de nutritionniste. Plutôt, je veux vous faire comprendre que vos pertes de contrôle face à la nourriture ne résultent pas de votre manque de volonté à suivre un régime ou à maintenir le poids idéal à vos yeux. Cesser enfin de se sentir incompétent constitue le premier pas vers le bien-être, une notion centrale trop souvent occultée quand il s'agit de perdre

31

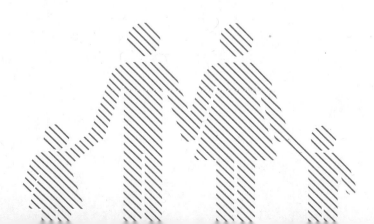

du poids. Comment peut-on cheminer dans la bonne direction quand on se sent coupable de ses faiblesses et de ses difficultés? Faire la part des choses nécessite souvent de reconnaître tous les liens invisibles qui nous ont lié et qui nous lient encore aux membres de notre famille.

Pour ce faire, encore faut-il posséder la conscience de soi et de sa place dans la «microsociété» qu'est la famille. Si savoir qui l'on est semble une évidence, la notion de soi est loin d'être acquise par tous. On peut vivre depuis toujours de manière machinale, comme des automates conditionnés par l'éducation, la société, le travail, sans jamais se poser les questions fondamentales à soi: Qui suis-je? Qu'est-ce qui me convient? Qu'est-ce que j'aime vraiment? De quoi ai-je envie? En quoi suis-je unique et différent des membres de la fratrie et de mes parents? Quelle est ma place dans la famille?

Autant de questions qui font appel à une capacité d'intériorisation pas toujours facile. À défaut du désir de s'occuper de soi, on peut en effet passer sa vie à s'intéresser à mille et une choses extérieures à soi, comme le travail, le jardin, la maison ou les loisirs. Le temps passe, les années défilent, les enfants grandissent; la vie de famille, la vie professionnelle et la vie sociale prennent toute la place, tant et si bien qu'il ne reste plus d'espace intérieur pour être en contact avec soi, ses pensées et ses émotions. L'effervescence extérieure nous a happé. Dans une société comme la nôtre qui valorise l'extériorité et l'action (voire l'agitation), la quête de soi et l'écoute de ses émotions ne sont pas reconnues comme des valeurs fondamentales. On en arrive alors à s'accommoder d'un mode de vie qui laisse de côté la part essentielle de soi et à jauger le monde en termes d'extériorité: l'apparence devient vérité, l'image devient la référence et l'habit fait le moine. Nous devons à cette déformation sociale de penser que les autres qui sont plus minces, plus jolis, plus riches, plus talentueux, plus musclés ou plus intéressants que nous sont nécessairement meilleurs que nous et plus heureux que tous. Pourtant, on s'en doute bien, la satisfaction de soi n'a rien à voir avec la taille, que ce soit la taille de son jean, de sa maison, de son compte en banque ou des voitures garées dans l'entrée.

EXERCICE
POUR QUELLES RAISONS AIMEZ-VOUS VOS AMIS ?

Pour vous aider à prendre conscience du fait que l'apparence, physique ou sociale, n'est pas aussi importante que vous l'estimez, je vous propose de faire un exercice très simple. Choisissez deux ou trois personnes de votre entourage que vous aimez et réfléchissez à ce que vous appréciez chez chacune d'elles. Pourquoi les aimez-vous ? Qu'aimez-vous en elles de manière spécifique ? Faites la liste des qualités que vous leur reconnaissez et qui expliquent, selon vous, la raison de votre affection. Ensuite, demandez-vous : pourquoi être toujours si sévère avec vous alors que vous acceptez les autres tel qu'ils sont ?

En répondant sincèrement à ces questions, vous constaterez par vous-même que l'apparence physique n'est pas le moteur de votre relation… encore moins le poids ! Ce sont certainement les qualités de cœur qui nourrissent vos amitiés : générosité, complicité, humour, écoute. Si l'apparence physique ne compte pas fondamentalement dans votre relation avec les personnes aimées, il en va de même pour celles-ci à votre égard. Les gens qui vous aiment reconnaissent chez vous des qualités de cœur qui n'ont rien à voir avec votre tour de taille, quand bien même serait-il parfait, en passant. Votre apparence physique n'est pas si importante que cela à leurs yeux.

33

Travailler sur votre intériorité, voilà la voie que je vous propose de suivre dans ce livre : vous n'allez pas seulement comprendre pourquoi vous mangez vos émotions, vous allez apprendre à mieux vous connaître. C'est l'effet collatéral le plus merveilleux que je connaisse et que je veux partager avec vous.

Le concept de « manger ses émotions »

Quel que soit son IMC, « normal » ou non, on n'échappe pas aux pressions de la société. Votre poids, ainsi que votre apparence physique, vous préoccupent sans doute au point de passer une bonne partie de votre vie à faire attention à ce que vous mangez. Et si les kilos et les bourrelets disgracieux réapparaissent insidieusement malgré tous vos efforts, vous sentez probablement que la cause ne se cache ni du côté de la volonté ni de celui du calcul des calories. Le problème est ailleurs.

Peu importe l'identification d'un trouble du comportement alimentaire dont vous pouvez éventuellement souffrir, vous sentez que les évènements extérieurs ont une influence directe sur votre poids et que vos émotions sont fortement impliquées dans votre rapport à la nourriture. Votre dépendance vis-à-vis le contenu de votre assiette est au cœur de votre problématique et de votre prise de poids. Vos émotions dictent votre comportement alimentaire et votre volonté n'a rien à voir avec tout ça. Au contraire, votre volonté peut masquer le problème, au point de vous laisser croire que le bon régime pourrait vous permettre enfin de perdre votre bedaine et qu'un entraînement de choc vous redonnerait le ventre plat de vos 20 ans. Douce illusion qui permet d'échapper au monde sensible des émotions, quelquefois dérangeantes, voire très souffrantes...

Sortir de la logique comptable du poids et comprendre que votre problème est lié aux émotions – à commencer par la honte de votre corps que vous n'acceptez pas et que vous voulez mettre au pas grâce à des restrictions alimentaires –, constituent des étapes essentielles pour faire enfin la paix avec vous-même. Quand vous aurez pris conscience que votre véritable ennemi est le désir de maigrir, quand vous pourrez identifier les émotions qui sous-tendent votre dépendance à la nourriture, vous aurez franchi un grand pas vers l'acceptation de soi. Votre poids ne sera plus un problème et vous pourrez enfin consacrer vos énergies à autre chose qu'à vous battre contre vous-même.

Ainsi qu'on l'a vu, la pression sociale, exercée particulièrement sur les femmes, a atteint un tel paroxysme qu'aborder la perte de poids par la gestion des émotions – tout en refusant les régimes – constitue une démarche pleine de défis. Mais elle est tellement libératrice! Comme j'ai l'habitude de le rappeler aux personnes qui me consultent, le travail se fait en deux temps : la prise de conscience, qui représente 50 % du chemin, puis une série de petits gestes à poser, qui monopolisent les derniers 50 %.

En 2013, j'ai assisté à une conférence donnée par le Dr Marquis durant laquelle il a présenté le concept des **4 étapes d'apprentissage.** Ces étapes, attribuées à Abraham Maslow, mettent en lumière d'où on part et où on va dans le processus d'acquisition de nouvelles compétences. À la suite de cette conférence, j'ai consulté le blogue Mindful Nutrition, de la nutritionniste Minh-Hai Alex, qui applique ce concept à l'alimentation afin d'aider des personnes en difficulté à retrouver une relation saine avec la nourriture. Lorsqu'on est en processus de changement, ces 4 étapes permettent de nous situer et de garder espoir. Est-ce qu'on est au début du processus ? À mi-chemin ? En fin de parcours ? La voie de tout véritable changement est jalonnée de difficultés ; mieux vaut être informé pour persévérer.

C'est ce que je vous propose de faire ensemble ici : dans un premier temps, comprendre l'influence des émotions sur votre comportement alimentaire et, dans un deuxième temps, vous aider à vous en libérer... enfin !

Les 4 étapes de l'apprentissage en bref

Tout au long du livre, je ferai référence aux quatre étapes du processus d'apprentissage, que j'adapte aux comportements alimentaires. Grâce à celles-ci, vous saurez, durant votre lecture, où vous vous situez et quelles étapes s'en viennent. Lorsqu'on apprend quelque chose de nouveau, on est pris entre l'euphorie de la réussite et la frustration de l'échec.

Étape 1
Phase inconsciente, comportement alimentaire malsain

À cette étape, vous croyez que vous avez une mauvaise relation avec la nourriture par manque de volonté ou de temps. Vous vous blâmez et vous critiquez.

Étape 2
Phase consciente, comportement alimentaire malsain

À cette étape, vous savez pourquoi vous avez une relation malsaine avec la nourriture, vous êtes conscient que vous vous privez, que vous avez des émotions, mais vous avez quand même un comportement alimentaire malsain. À cette étape, on sent souvent un profond découragement, car on sait ce qui se passe en nous, mais le comportement reste le même. On peut même avoir le sentiment de reculer.

Étape 3

Phase consciente, comportement alimentaire sain

À cette étape, vous êtes capable de prendre assez de recul pour ne pas manger aussitôt que l'envie s'en fait sentir. Vous êtes capable d'identifier l'émotion et de choisir de la vivre au lieu de manger.

Étape 4

Phase inconsciente, comportement alimentaire sain

À cette étape, vous mangez quand vous avez faim et vous vivez vos émotions sans avoir à passer par la décision de les manger ou non. Les deux sensations sont distinctes et vous n'avez plus à vous poser de question, vous faites spontanément ce que vous ressentez.

Tout au long du livre, vous comprendrez l'importance de bien faire la différence entre les émotions qui vous poussent à trop manger et un état de restriction, qui lui aussi vous amène tôt ou tard à manger à l'excès. Je vais vous expliquer comment, par la pleine conscience alimentaire, vous arriverez à vous rebrancher sur vos signaux de faim et de satiété, et comment vous pourrez reconnaître vos émotions et ainsi cesser de les manger. Tout ça dans le but de retrouver le poids que la nature a choisi pour vous.

En résumé

La pression sociale, médicale et familiale est devenue tellement forte, pour les femmes surtout et les hommes de plus en plus, que le rapport au corps et à la nourriture vire à la pathologie. Contrôler son alimentation et son poids obsède la grande majorité des femmes. Pour les personnes rondes, la pression s'avère d'autant plus intense que celles-ci ne correspondent pas aux critères de normalité de notre société. Honteuses de ce corps qu'elles rejettent, elles entreprennent des régimes qui se révèlent souvent inutiles, parce que frustrants. Or, la frustration crée des échecs à répétition. En conséquence, l'idée même de régime est à réévaluer complètement, d'autant plus que les études montrent que les personnes en surpoids (à l'exception de la grande obésité qui correspond à 1 % de la population) n'affichent aucunement un taux de mortalité supérieur aux autres. À quoi bon nous marteler alors le message qu'il faut surveiller son poids ? Ne vaudrait-il pas mieux comprendre que le poids n'est ni une question de volonté, ni un exercice comptable entre les calories qu'on absorbe et celles qu'on dépense ? Et que, au final, ce sont nos émotions qui dictent notre comportement alimentaire ?

«*J'ai* appris à vivre
le moment présent.»

Daniel Bertrand

ès l'enfance, Daniel Bertrand, chargé de projet, s'est mis à manger ses émotions. Après un régime sans succès durable, son médecin lui a recommandé d'entreprendre un travail de conscientisation pour aller à la source des émotions qui l'incitaient à manger. Depuis, sa vie a changé.

J'ai rencontré Guylaine pour la première fois il y a quelques années à la demande de mon cardiologue. Il voulait que je perde du poids. À l'époque, j'avais un problème de cholestérol, et mon médecin insistait pour que je change mes habitudes alimentaires, sans quoi j'aurais à prendre des médicaments.

J'ai donc consulté Guylaine, sur une période de 18 mois, à raison d'une séance par semaine ou par mois, selon les périodes. Grâce à son approche, j'ai appris à reconnaître pourquoi je mangeais trop aux repas ou en dehors des repas.

Au début, c'était un exercice laborieux parce que je sortais de ma zone de confort ; je devais faire un travail d'introspection et déterrer certaines histoires anciennes afin de comprendre pourquoi la nourriture était si importante dans ma vie. Après un certain temps, j'ai finalement compris que la nourriture était associée à un problème relationnel que je n'avais pas réglé dans mon enfance. Moi qui avais toujours pensé que mon poids était la source de mes problèmes (et que si je maigrissais, tout serait réglé), je découvrais que c'était l'inverse.

Une fois le blocage identifié, j'ai appris à ressentir ce qui se passait en moi, à vivre davantage dans le moment présent. À l'époque, je vivais beaucoup de choses difficiles sur le plan personnel et émotionnel. Comprendre pourquoi je mangeais mes émotions m'a aidé à faire des choix, à prendre des décisions pour moi, en fonction de ce que je ressentais à cet instant précis et à en assumer les conséquences, positives ou négatives. J'ai commencé à gérer ma vie de façon plus responsable et sans effort. Devant un problème, j'ai appris à prendre du recul et à regarder la situation dans son

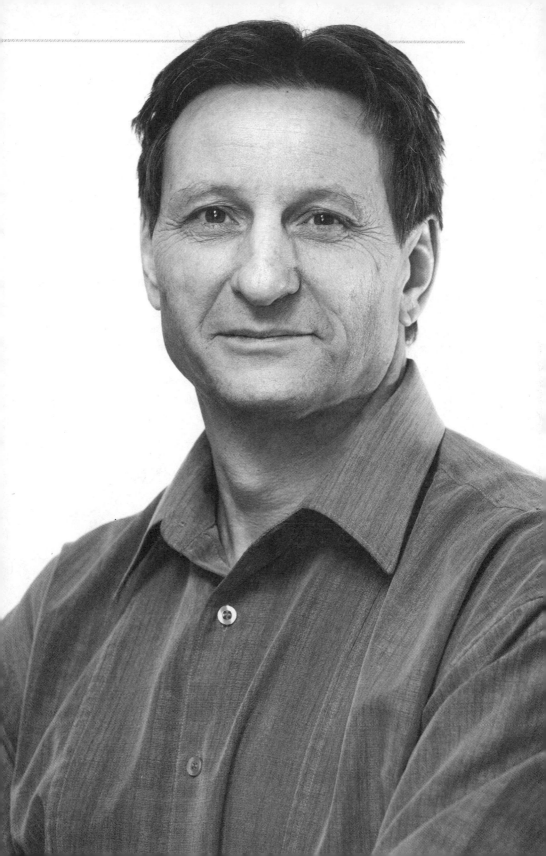

ensemble au lieu de me précipiter sur une solution ou sur la nourriture. Je sais maintenant regarder les différentes possibilités qui se présentent, analyser une situation dans son ensemble et prendre des décisions éclairées. Cela s'applique autant dans ma vie privée, familiale que professionnelle. C'est un fonctionnement qui était tout à fait nouveau pour moi.

Le changement ne se fait pas du jour au lendemain, mais quand le processus est engagé, c'est irréversible. En ce sens, ma vie a profondément changé.

La gestion des différentes phases de ma vie a été un autre volet bénéfique de ce travail de conscientisation. Il y a parfois des hauts et des bas; des moments où ça va bien et d'autres où ça va moins bien. Aujourd'hui, je suis en mesure de faire des compromis lorsque c'est nécessaire, de laisser aller les choses – notamment dans mon alimentation – et de revenir au point de départ deux ou trois semaines plus tard. Au lieu d'essayer de tout gérer en même temps, je gère un seul problème à la fois. Par exemple, si je prends un peu de poids, je ne me culpabilise pas pour autant. Je laisse aller et je règle mon problème prioritaire. On ne peut pas être sur tous les fronts en même temps; ça ne fonctionne pas.

C'est en apprenant à gérer ma vie au quotidien que j'ai perdu du poids et que j'ai cessé d'avoir un rapport malsain avec la nourriture. Je me maintiens aujourd'hui dans une certaine fourchette de poids. Quelquefois, je prends quelques livres, mais j'en suis conscient et ça ne m'inquiète pas; je sais que je les perdrai plus tard.

Apprendre à ressentir mes émotions dans le moment présent a eu des effets bénéfiques sur divers plans. Aujourd'hui, je ne me cache plus derrière la nourriture. J'ai appris à être à mon écoute, j'ai davantage confiance en moi et je suis apte à gérer mon quotidien avec plus de calme et de sérénité. C'est grâce à tout ça que j'ai pu reprendre récemment la course à pied. Je m'entraîne maintenant pour courir un demi-marathon.

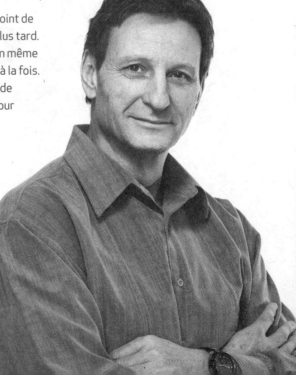

Chapitre

manger *ses* émotions

Tout le monde a confessé, un jour ou l'autre, avoir «mangé ses émotions» sciemment ou non. «Je me suis vengé sur la tablette de chocolat, j'ai fini par en manger trois», ou alors «c'est horrible, quand je m'ennuie, je vide le frigo», ou encore «j'en peux plus, je dois manger quelque chose, sinon je vais craquer» sont autant de façons plus ou moins détournées de dire la même chose: dans certaines circonstances, les émotions peuvent contrôler notre besoin de manger!

Pour la plupart, ces aveux s'accompagnent, généralement et de façon inéluctable, d'un sentiment de grande culpabilité, suivi de la promesse à soi-même de ne plus jamais recommencer. Pas question de revivre cela! Mais inexorablement, on récidive pendant des années, des décennies, voire toute une vie.

Si certaines personnes font facilement le lien entre leurs émotions et la pulsion de manger, pour d'autres, ce n'est pas si simple. Rien là pour étonner puisque, pour moi, le ventre étant le siège des émotions, celles-ci se manifestent de manière diffuse dans le système digestif, de la bouche au gros intestin. D'où les métaphores corporelles pour parler de nos émotions: on peut avoir «la gorge nouée», «des papillons dans l'estomac» ou «les boyaux tout retournés». Quand on n'est pas habitué à ressentir ses émotions, il est courant de confondre les sensations causées par des émotions et les signaux physiques de la faim. Aux prises avec une sensation qu'on peut associer à la faim ou une impression de vide à combler, on mange – peut-être de manière mécanique ou compulsive – et, du fait que la sensation de satiété ne se manifeste pas, on continue à manger en attendant de se sentir plein. Or, le signal de satiété, que ce soit à l'heure des repas ou durant les séances de grignotage intensif, ne peut se manifester puisqu'il ne s'agissait pas vraiment de faim. On finit par manger en trop grande quantité, ou à longueur de journée, sans vraiment comprendre que la source de notre «appétit» était purement émotionnelle.

Ne pas savoir pourquoi on mange explique l'impression de fatalité et de cercle vicieux que vivent certaines personnes habituées à manger leurs émotions. Elles se sentent incapables de lutter contre les effets d'un état qu'elles subissent. Combien de fois ai-je entendu des clients me dire «Oui, mais moi, je mange mes émotions», autrement dit: «Ne perdez pas votre temps avec moi, il n'y a rien à faire.» C'est comme si le seul fait d'identifier qu'on mange ses émotions suffisait à clore le sujet! Pour certains, manger ses émotions relève d'un état sur lequel on n'a aucun pouvoir.

Malheureusement, la majorité des gens qui mangent leurs émotions ressentent une profonde impuissance à lutter contre un phénomène qu'ils sont persuadés de ne pouvoir maîtriser. Ils recourent alors souvent à des subterfuges pour contrôler le besoin de manger. Quand survient la « crise », ils s'occupent du mieux qu'ils peuvent: ils s'adonnent à une activité agréable, sortent marcher, prennent un bain, etc. Même si tout cela est en soi très positif, c'est difficile de détourner notre attention quand l'appel de la nourriture se fait impérieux. On ne pense plus qu'à « ça » et c'est normal. La promenade ou le bain peuvent attendre; manger devient prioritaire, car on a tellement envie de manger, tout au moins le croit-on. Loin de moi de prétendre que vous êtes incapable de discipline et d'éviter de manger en faisant autre chose. Plutôt, j'aimerais vous voir prendre conscience que la stratégie du subterfuge ne fonctionne pas à long terme.

À dire vrai, on mange tous plus ou moins ses émotions. Même les mangeurs intuitifs mangent leurs émotions. C'est normal et naturel! L'être humain se nourrit pour mille et une raisons qui dépassent la motivation purement utilitaire. Nous ne sommes pas des animaux à qui l'on distribue la ration alimentaire quotidienne à heure fixe, comme au zoo. Manger ses émotions n'est aucunement réservé aux personnes enveloppées. Mais quand une personne évoque ses émotions pour expliquer son comportement alimentaire usuel, nous sommes alors face à des comportements compulsifs souvent inconscients, qui la dépassent et peuvent gâcher sa vie.

Le fait de s'alimenter constitue un besoin naturel et intuitif: on mange quand on a faim et on arrête une fois repu. Force est de constater que, pour les Occidentaux, l'alimentation est rarement intuitive. Environ 80 % des Américains n'écoutent pas leurs signaux de faim et de satiété. Quand on a été habitué à des restrictions alimentaires, ou quand on a contrôlé ses apports alimentaires des années durant, revenir à une alimentation intuitive équivaut à une absence de contrôle ressentie comme un dérapage, une compulsion ou un échec. La perte de contrôle nécessaire au processus de retour vers une alimentation intuitive peut s'avérer très stressante.

43

Lorsque la relation entre nourriture et émotions devient compliquée, obsessionnelle, ou problématique pour la santé physique ou mentale ; quand manger ses émotions s'inscrit à l'ordre du jour tous les jours ; le moment est plus que venu de s'y attarder. Mais avant d'aller plus loin, arrêtons-nous un instant sur ce qu'on entend vraiment par « manger ses émotions ».

Que veut dire « manger ses émotions » ?

Manger ses émotions, c'est manger sans avoir réellement faim, manger non pour se nourrir, mais pour éviter de ressentir ou pour essayer de gérer des émotions inconfortables. Une personne à l'alimentation intuitive peut manger elle aussi sans avoir faim, mais comme elle ne se sent pas coupable, elle ne mange pas outre mesure. De plus, une fois l'épisode passé, elle attendra d'avoir faim avant de manger autre chose. La culpabilité d'un faux pas ne la touche pas, elle exhibe donc un comportement alimentaire « normal ». Inversement, la personne qui multiplie les régimes pour maîtriser son poids vit en permanence dans l'angoisse d'une perte de contrôle. La culpabilité de ne jamais y arriver tout à fait ainsi que la frustration de s'interdire tout plaisir engendrent des comportements compensatoires qui s'expriment souvent par des excès de nourriture.

En soi, les émotions ne sont pas directement responsables de la prise de poids. Ce n'est pas parce que vous êtes frustré de votre journée de travail que vous vous jetez sur le sac de chips en rentrant le soir. Plutôt, c'est le désir de ne pas ressentir d'émotion qui provoque l'envie de se mettre quelque chose dans le corps et, par voie de conséquence, la pulsion de manger au lieu de ressentir et d'exprimer verbalement ce que vous avez sur le cœur.

Les émotions ne doivent pas être vues comme les grandes fautives à combattre. Elles sont au contraire essentielles et vitales, bien qu'elles puissent provoquer de l'inconfort et de la peur, que vous pouvez associer à de la souffrance. Voilà la raison précise pour laquelle vous cherchez, par compensation, à manger vos émotions. Si vos émotions étaient toujours agréables à vivre, vous ne les mangeriez pas ; au contraire, vous les savoureriez avec joie et en toute conscience. Vous en redemanderiez même !

Si vous faites partie de ceux qui mangent leurs émotions, vous savez qu'ouvrir la porte sur votre monde émotionnel risque de vous submerger et de créer des angoisses incontrôlables – l'équivalent d'ouvrir la porte d'un placard plein à craquer en sachant que tout le bazar empilé n'importe comment à l'intérieur va vous tomber dessus. A priori, mieux vaut ne pas ouvrir et laisser les choses telles quelles. Sauf que les émotions ne sont pas inertes comme des piles d'objets entassés sur des étagères, elles agissent à notre insu et, par définition, sont incontrôlables : vouloir qu'elles surgissent toujours au bon moment est impossible. Pire, vouloir les confiner à l'intérieur de soi en les niant ou les anesthésiant, crée des ravages et nous détruit à petit feu. Au lieu d'être libérées, elles agissent sournoisement et dictent nos comportements : manger à l'excès, boire trop d'alcool, abuser des drogues, travailler de manière compulsive, s'adonner aux jeux de hasard, consommer de la pornographie... Il existe mille et une façons de contourner ses émotions ; manger n'en est qu'une et n'exclut pas les autres.

45

Dans tous les cas, plus nous tenons nos émotions à distance, plus elles nous manipulent et nous mettent en danger. Les laisser monter à la surface comme des bulles de boisson gazeuse et les exprimer au grand jour permet au contraire de nous libérer, en utilisant leur pouvoir à bon escient, à la manière d'un judoka qui canalise l'énergie de son adversaire pour se rendre plus fort. Plus nous cherchons à taire nos émotions, plus elles nous submergent d'une manière ou d'une autre.

À quoi servent les émotions ?

Les émotions servent de boussole intérieure. Ce sont elles qui nous permettent de faire des choix éclairés, de savoir comment se comporter pour mener une vie sociale, amoureuse, professionnelle et familiale épanouie. Les émotions pointent la voie de la sagesse puisqu'elles nous renseignent sur ce que nous sommes aptes à faire ou non, à accepter ou à refuser.

Dans une société où les obligations guident nos choix – il faut travailler, gagner de l'argent, bien élever ses enfants, plaire à son patron, à sa famille, à ses amis –, les émotions nous servent de radar pour juger de la justesse de nos orientations. Elles font parler notre *petite voix intérieure*, comme dans « Ma petite voix intérieure me recommande-t-elle d'accepter ce nouveau travail ? » ou « Ma petite voix intérieure me suggère-t-elle de faire confiance à un nouvel homme dans ma vie ? » Or, si cette petite voix intérieure – l'intuition – peut nous dicter ce qui est bon pour nous, elle est très facile à confondre avec d'autres voix : celles de notre éducation, de ce que les autres attendent de nous, de nos préjugés... Au contraire de l'intuition, ces voix expriment géné-ralement des critiques qui nous nuisent plutôt que de nous indiquer ce qui est bon pour nous. Prendre une distance par rapport à toutes ces voix intérieures nous donne le temps nécessaire pour nous questionner sur leur vraie nature et l'intérêt de les écouter ou pas.

Prendre des décisions et faire des choix peuvent sembler faciles à première vue mais, sans le recours aux émotions, quel exercice périlleux ! En effet, on s'en remet alors à des facteurs extérieurs comme le devoir, l'obéissance so-ciale, la soumission à une hiérarchie, etc. ; ou on adopte la technique des deux colonnes, que ce soit les pour et les contre ou les bénéfices et les coûts, pour trancher selon un résultat quasi comptable. Si cette dernière technique, à la-quelle nous avons tous recours, a le mérite de dresser un portrait global de la situation, elle nie l'importance et la place des émotions dans nos motivations profondes. Tant et si bien qu'on peut en arriver à faire un choix très rationnel qui nous fait passer complètement à côté de nous-même. On s'oublie. Et on mange pour oublier qu'on s'oublie.

Autre inconvénient majeur à nier l'importance et la place des émotions dans nos motivations profondes est de devoir supporter le poids du doute. En effet, lorsqu'on est débranché de soi, comme un fil électrique déconnecté de sa source d'énergie, on se retrouve souvent plongé dans des interrogations intérieures sans fin. La solution ne pouvant venir d'autrui, s'installe souvent une grande solitude. On se remet sans cesse en question ; on se laisse influencer par les commentaires des uns et des autres ; on manque cruellement de ligne directrice ; en somme, on se sent comme une coquille de noix au milieu d'un océan déchaîné. Après des années, voire des décennies, d'un tel fonctionnement, l'épuisement professionnel ou personnel n'est jamais loin et les problèmes de santé peuvent apparaître telles des brèches dans un mur qui se fissure.

Si les personnes que je reçois dans ma clinique acceptent souvent l'idée qu'elles mangent leurs émotions, elles sont, paradoxalement, peu enclines à creuser le sujet. Elles me diront souvent que, en se centrant sur l'écoute de leurs besoins, elles craignent de devenir égoïstes et indifférentes aux autres. Elles sont tellement habituées à vivre loin de leurs émotions, qu'elles se sentent incapables d'aborder positivement l'idée de vivre autrement et à l'écoute de leurs besoins. Bien que je comprenne l'argument, j'insiste sur un point : ce n'est pas parce qu'on respecte ses besoins, ses émotions et ses limites qu'on est égoïste ou qu'on sera rejeté par famille et amis.

Même si on était tenté de vouloir les mâter ou de les nier, les émotions font partie de la condition humaine et sont nécessaires à notre survie. « Une émotion négative signale qu'un obstacle entrave l'atteinte d'un objectif ou la satisfaction d'un besoin. Une émotion positive signale que l'objectif est atteint ou le besoin est satisfait ou en bonne voie de l'être.[1] »

Il va sans dire que, chez la majorité des gens, les émotions positives sont bien accueillies. Si on peut parfois trop manger à l'occasion d'un événement heureux, on ne mange pas ses émotions, on lâche prise, c'est tout. Au diable le contrôle, on profite pleinement du moment présent, sans plus.

Les émotions négatives, quant à elles, sont plus difficiles à repérer et à accepter. Si elles ne sont pas vécues et ressenties en toute conscience, elles peuvent se transformer en « humeurs ». Attardons-nous un instant sur la dis-

1   Moira MIKOLAJCZAK et autres, « An Exploration of the Moderating Effect of Trait Emotional Intelligence on Memory and Attention in Neutral and Stressful Conditions », *British Journal of Psychology*, vol. 100 (Pt 4), novembre 2009, p. 699-715.

tinction entre émotion et humeur. Quand une émotion se manifeste, elle dure de quelques secondes à quelques minutes. En général, on peut savoir précisément ce qui l'a provoquée. Par exemple, votre patron vous annonce qu'il a confié à un collègue la direction d'un projet auquel vous teniez. Sur le coup, déception, colère et jalousie vous envahissent ; vous en voulez à votre patron et même à votre collègue, qui n'y est pour rien a priori. Sous l'emprise des émotions, sans voix, votre gorge peut se nouer et vos yeux larmoyer. Le choc durera quelques minutes, le temps de réaliser que tout cela n'est peut-être pas bien grave et que la direction d'un tel projet vous aurait causé une surcharge de travail, par exemple. Retrouvant peu à peu votre calme, vous voilà capable de communiquer sereinement avec votre patron pour comprendre ce qui a motivé sa décision.

Lorsque les émotions persistent, si l'on ne saisit pas toujours leur origine et que l'intensité des sensations s'avère faible ou modérée, on parle plutôt d'humeur. Quand on dit « Je suis d'une humeur massacrante », « Je me suis levé du mauvais pied » ou encore « Je ne sais pas pourquoi, mais tout m'énerve aujourd'hui ! », on évoque cet état confus dans lequel on est plongé sans savoir pourquoi. L'humeur pose en soi un vrai problème, car elle altère notre pensée et déforme la réalité pour la conformer à notre vague à l'âme. Difficile d'apprécier un beau coucher de soleil quand on s'est senti mal toute la journée...

48

Pas facile de distinguer les humeurs des émotions ! La majorité d'entre nous les confond d'ailleurs, de sorte que nous ne savons pas bien quelles émotions sont à l'origine de nos humeurs. À force de les ignorer, on finit même par ne plus trop savoir d'où vient le « bruit de fond » qui nous empêche d'être bien. Se maintenir dans cet état de confusion est regrettable et contre-productif, car les émotions ont une faculté que les humeurs n'ont pas : celle de nous fournir des informations. Ne pas les écouter nous prive de leurs messages.

Exprimer ses émotions

Si exprimer ses émotions est recommandé, avouons qu'il peut être difficile de le faire, surtout quand il s'agit d'émotions négatives. Dans certaines situations, par exemple professionnelles ou sociales, fondre en larmes ou se mettre à crier serait mal vu. Heureusement, on peut faire autrement. Supprimer l'émotion dérangeante pourrait être envisagé, mais la stratégie ne fonctionne pas toujours et on risque d'en payer le prix plus tard. On a beau faire semblant que tout va bien, notre interlocuteur voit bien, à notre comportement non verbal, que quelque chose cloche. Notre visage, notre posture, le timbre de notre voix trahissent notre contrariété. Et dans la mesure où notre interlocuteur vit sa propre humeur, bienvenue dans le merveilleux monde des interprétations toutes plus fausses les unes que les autres ! La communication est fatalement rompue et chacun s'enferme dans sa bulle teintée de l'humeur du moment...

Autre leurre, on s'imagine qu'en niant l'expression d'une émotion, on la contrôle. Or, c'est tout l'inverse qui se produit. Vouloir supprimer une émotion augmente en réalité l'activité neurologique du lobe limbique, la région du cerveau qui gère les émotions. L'augmentation d'énergie nécessaire à l'activité du cerveau nous plonge dans un état d'agitation émotionnelle qui nous empêche de rester dans le moment présent, en paix avec nous-même et en contact avec notre environnement[2].

Alors, comment faire pour ressentir et exprimer au mieux ses émotions ? Il faut modifier ses croyances pour transformer son attitude et son comportement. Ce changement cognitif s'opère en deux temps :

1. *Il faut d'abord s'ouvrir au monde des émotions.* C'est possible quand on les voit comme des alliées et non comme des faiblesses, des freins ou des barrières.

2. *Ensuite, on apprend à nommer ses émotions.* Posséder un vocabulaire émotionnel riche permet non seulement de savoir ce qui se manifeste en nous, mais aussi de canaliser notre énergie.

Le fait d'activer le cerveau rationnel en nommant, en deux ou trois mots, l'émotion qui nous submerge réduit l'activité de la zone limbique. Un sentiment d'apaisement remplace la sensation d'oppression mentale. Conséquences positives, cela nous permet aussi de moins subir nos états émotionnels et de mieux nous connaître. En d'autres termes, on se rapproche de soi au lieu de s'en éloigner, comme c'est le cas lorsque nous gelons nos émotions[3].

---

2 David ROCK, *Your Brain at Work: Strategies for Overcoming Distraction, Regaining Focus, and Working Smarter All Day Long*, s.l., HarperCollins Publishers, 2009.

3 *Idem*, p. 110-118.

Pour aider à développer le vocabulaire émotionnel, je me base souvent sur les travaux du psychologue américain Paul Ekman. Dans les années 70, celui-ci a développé le concept d'émotions universelles qui toucheraient tous les individus, quels que soient leur âge, leur sexe et leur appartenance ethnique. Ces émotions universelles seraient, selon lui, la peur, la tristesse, la colère, le dégoût, la joie et la surprise. La thèse des émotions universelles, exprimées par le visage et reconnaissables pour tous, est largement admise par les scientifiques d'aujourd'hui. Dans les années 2000, Ekman a élargi sa liste d'émotions, en ajoutant de nouvelles émotions positives et négatives, qui ne correspondent pas nécessairement à des expressions faciales, mais qui combineraient émotions de base et culture environnante. Il s'agit de l'amusement, du mépris, de la satisfaction, de la gêne, de l'excitation, de la culpabilité, de la fierté, du soulagement, du plaisir sensoriel et de la honte.

Si l'on cherche à dresser soi-même la liste des émotions qui nous habitent, la liste d'Ekman s'allonge inévitablement. Selon son histoire, sa culture et sa religion, chacun ressentira des émotions personnelles,qui ne sont pas nécessairement partagées par d'autres. Citons, par exemple, le sentiment d'ennui, la jalousie, le vide intérieur, la crainte d'être abandonné ou le sentiment de solitude.

Se connecter à ses émotions

Prendre conscience du rôle de ses émotions dans son comportement alimentaire n'est pas une mince affaire. On a beau savoir plus ou moins consciemment qu'on mange nos émotions, rares sont les personnes ayant une perception juste de ce qui se passe en elles. Ne sachant pas bien identifier les différentes émotions, elles se voient soudain plongées dans un état émotionnel confus et se réfugient dans la nourriture de manière mécanique, sans faim, sans plaisir, sans même aucune volonté de manger. Saisir la place et le rôle joué par les émotions dans votre alimentation, et plus globalement dans votre vie, s'avère donc une étape nécessaire avant d'entamer la phase de libération. Accepter de vivre vos émotions est une étape qui peut prendre du temps, mais elle est incontournable. Si cela vous décourage, pensez au nombre d'années que vous avez passé à faire des régimes. Ce n'est rien d'investir encore un peu de temps pour être enfin libéré. En effet, ce n'est que lorsque vous aurez accepté de vivre vos émotions au lieu de les anesthésier que vous pourrez amorcer le chemin vers votre poids naturel. Je vous invite à accomplir ce travail introspectif, vous découvrirez que votre poids constitue la part visible de votre monde intérieur (votre état émotionnel enfoui) un peu comme la partie émergée d'un iceberg.

Au chapitre 7, vous trouverez un plan de match pour vous guider dans le travail d'introspection. Vous y apprendrez à regarder à l'intérieur de vous et non à l'extérieur, en particulier dans votre assiette, pour identifier vos émotions et les sensations qui s'activent dès votre première bouchée. Étape par étape, ce plan de match très concret et vraiment accessible à tous vous aidera à prendre conscience de vos motivations à manger vos émotions et de ce qu'on perd à arrêter. À l'issue de ce travail d'introspection, vous découvrirez un espace intérieur insoupçonné où vous aurez plaisir à vous retrouver. Notez que le plan de match se trouve à la fin du livre pour une raison précise : il est important que vous ne sautiez pas d'étape.

La souffrance du dégel

Imaginez que, par un froid hivernal intense, vos doigts gèlent parce que vous êtes resté dehors mains nues trop longtemps. Quand enfin vous rentrez au chaud, vos doigts dégèlent, ce qui provoque une vive douleur persistante. Vous décidez de la supporter pour deux raisons. Primo, vous savez que cette douleur est inévitable et sans risque ; c'est un dur moment à passer, pas le choix de prendre votre mal en patience. Secundo, vous savez que vous retrouverez l'usage de vos doigts, grâce à la capacité d'autoguérison de votre corps. Changer d'état provoque de la douleur, même en voie de guérison et même si le changement se veut bénéfique. Par exemple, quand une personne qui jeûnait depuis plusieurs jours recommence à manger, elle ressent une douleur abdominale : l'estomac se contracte, les intestins se serrent. Elle ne prend aucun plaisir à manger, même si sa survie en dépend.

Il en va de même avec les émotions. Quand on les mange, on les gèle. Les professionnels de la santé diront d'ailleurs «geler ses émotions» ou «la personne est gelée» pour qualifier l'acte de manger ses émotions. Dans ma pratique, j'entends aussi souvent mes clients dire d'eux-mêmes qu'ils ont pris une «brosse de sucre», ou qu'ils se sont finalement arrêtés de manger quand ils se sentaient comme saouls.

Pour dégeler ses émotions, malheureusement, il ne suffit pas de mettre fin à des compulsions, de ne plus acheter les aliments qui posent un problème ou d'éviter de manger quand on ressent la faim. Toutes ces solutions relèvent du contrôle et ont pour effet de nous détourner de nous-même. La solution consiste plutôt à entrer en contact avec ses émotions, à les ressentir tout simplement. Et, croyez-moi, cela est suffisant pour ne plus avoir envie de les manger.

En tournant notre attention vers l'intérieur, nous prenons conscience de nos émotions et de la douleur qu'elles provoquent. Mais attention à ne pas confondre douleur et souffrance! Dans son livre *Une naissance heureuse*, qui m'a permis d'accoucher sans épidurale, Isabelle Brabant fait la distinction entre douleur et souffrance: «Quand une douleur se manifeste dans le corps, la réaction la plus commune est de se fermer autour d'elle. La résistance, la peur et l'appréhension de la souffrance amplifient la douleur. C'est comme serrer les poings autour d'un charbon ardent. Plus on serre, plus on se brûle. L'objectif de contrôle de la douleur, avec l'idée que la douleur est l'ennemi, intensifie la souffrance, fait serrer les poings.» Elle explique aussi qu'en comprenant le sens de la douleur, sa fonction et sa manière de s'exprimer, on peut apprendre à la tolérer plutôt que de la fuir.

Pour ma part, je ne vois pas de différence entre une douleur physique et une douleur générée par les émotions. Un mal de tête, une douleur abdominale ou lombaire sont des maux physiques qui peuvent avoir une origine émotive. Peu importe, une fois que la douleur s'exprime, l'essentiel est de trouver la bonne attitude pour l'apaiser: se détendre en acceptant la douleur plutôt que d'y résister de toutes ses forces s'avère beaucoup plus positif comme attitude. Il en va de même avec les émotions refoulées. Les nier et leur résister ne fait que renforcer leur pouvoir d'agir insidieusement.

Résister ne sert donc à rien, d'autant que nous perdons le sens même des émotions qui cherchent à se manifester selon le contexte. En effet, l'émotion nous dit quelque chose; si on ne l'écoute pas, on ne peut pas comprendre sa raison d'être. Quand vous aurez compris la nature et la fonction des émotions qui vous submergent et vous incitent à manger, vous serez capable de les exprimer au lieu de les geler. Elles n'agiront plus alors à votre insu pour mieux contrôler votre vie. Vous vous sentirez plus libre et plus fort. Plus que votre rapport à la nourriture, c'est toute votre vie – votre relation aux autres, votre implication au travail, le rapport à votre corps, votre sexualité – qui changera pour le meilleur.

Ce que je vous propose ici n'a rien de facile, mais si cette introspection peut améliorer votre qualité de vie et vous faire découvrir des aspects ignorés de vous-même, le jeu en vaut largement la chandelle. Dès lors, la peur de souffrir en acceptant de dégeler les émotions devient toute relative.

EXERCICE
COMMENT JE ME SENS

Afin de mettre le doigt sur ce qui vous semble le plus pertinent pour vous, prenez une feuille de papier et dressez spontanément la liste des émotions que vous vivez régulièrement, sans distinction de valeur positive et négative. Cet exercice ne demande pas de réflexion : plus la réponse est spontanée, plus elle sera proche de la réalité.

Si vous avez du mal à nommer certaines émotions, vous pouvez contourner le problème en décrivant simplement la manière dont vous vous sentez. Terminez alors la phrase suivante : « Souvent, je me sens... » Notez tous les adjectifs qui vous viennent spontanément à l'esprit, sans jugement de valeur, par exemple : « Souvent, je me sens seul, vide, stressé... »

Datez cette liste et glissez-la comme signet dans votre livre. Elle vous aidera, dans la deuxième partie, à travailler sur la manière de vous débarrasser des kilos émotionnels.

53

Développer la compassion envers soi

Pour ne plus manger ses émotions, il faut nécessairement savoir ressentir ces émotions suscitées par les aléas de la vie. Une autre étape s'avère tout aussi essentielle : apprendre la compassion envers soi et diminuer l'incessante critique intérieure. Par critique envers soi, je fais allusion autant aux critiques portant sur l'apparence physique et les comportements («J'ai manqué de répartie !» ou «J'ai encore manqué une occasion de me taire...»), que sur la personnalité : «Je suis tellement imbécile de ressentir de la peine pour lui alors qu'il se fiche de moi» ou «Je suis vraiment trop bête». En réalité, toutes ces critiques ne reflètent pas la réalité, mais un jugement négatif de soi[4].

La sévérité des propos qu'on s'adresse ainsi provient d'un désir a priori positif, celui de s'améliorer. En effet, en mettant l'accent sur ce qui ne va pas en soi, on espère transformer les choses, par exemple, en apprenant à être plus extraverti si l'on se sent introverti, ou plus courageux si on est peureux de nature. Cette attitude critique est contre-productive. Comme je le dis souvent à mes clients, qu'est-ce qui est le plus pertinent pour encourager un enfant ? Lui rappeler qu'on a confiance en lui ou le traiter d'imbécile et de bon à rien ? La réponse est si évidente que rares sont les parents d'aujourd'hui qui adoptent le mode de la critique constante. Alors, pourquoi sommes-nous plein de sollicitude envers un enfant et si cruel envers nous-même ? Puisqu'on sait que la critique va à l'encontre de l'attitude positive à adopter, pourquoi nous infligeons-nous ce type de comportement ?

Je sais qu'il est difficile de remettre en question des principes qu'on a intégrés très jeune mais, de l'avis des experts, le langage critique a peu de valeurs positives : il suscite la peur de l'échec et accroît les risques d'évitement et de retrait, au lieu de renforcer la confiance en soi. Pour s'en convaincre, il suffit de penser à tout ce que vous auriez aimé faire, mais que vous n'avez jamais réalisé par peur ou par fuite. En y réfléchissant bien, n'est-ce pas le langage critique qui vous a freiné dans vos désirs ? Par exemple, si vous avez toujours rêvé de faire partie d'une chorale et ne l'avez jamais fait, est-ce parce que vous êtes convaincu de chanter faux et que vous n'y arriverez pas ? Ou si vous rêvez de danser le tango depuis des années sans jamais réussir à franchir la porte

---

4   Paul GILBERT, «Introducing Compassion-Focused Therapy», *Advances in Psychiatric Treatment*, 15, 2009, p 199-208.

d'un studio de danse, est-ce sous l'influence du langage intérieur critique, celui qui vous murmure à l'oreille: «Je ne suis pas élégant, je n'ai aucune grâce, je m'habille comme un sac, ce n'est même pas la peine de penser au tango»...

Le langage critique a pour autre effet négatif de nous propulser dans un état réactif de fuite ou d'attaque, comme en situation de stress, ce qui peut inciter certains à manger. On tombe alors dans un cercle vicieux d'où il est difficile de s'extraire. Si vous n'aimez pas votre corps, vous savez certainement à quel point votre propre langage critique peut vous nuire: vous vous réprimandez souvent, vous sermonnez votre corps et, sous l'emprise de ces critiques désobligeantes, vous ressentez le besoin de vous apaiser en ayant recours à la nourriture. L'exemple typique de ce cercle vicieux, c'est la personne préoccupée par son poids et son image corporelle qui court après l'autobus pour ne pas le manquer: elle a l'impression que tout le monde se met à la fenêtre pour la regarder courir. De retour à la maison, si cette personne mange ses émotions elle n'aura qu'une envie: ouvrir un paquet de biscuits pour se réconforter de la frustration ressentie.

La compassion envers soi est la seule façon de faire cesser l'autocritique, de faire taire la petite voix qui répète: «Je suis nul, incapable, laid, trop gros, idiot, inculte...» Les études montrent que les personnes ayant beaucoup de compassion envers elles-mêmes acceptent mieux leur corps et sont moins obsédées par leur apparence physique que celles qui s'autocritiquent sans cesse[5]. Autres points positifs, les personnes non critiques sont moins anxieuses, moins dépressives et ont tendance à ressentir moins d'émotions négatives telles que la peur, l'irritabilité ou l'hostilité. Elles ont un meilleur équilibre émotionnel, ont tendance à être plus authentiques et autonomes, tout en étant plus optimistes et plus satisfaites de leur vie que les personnes qui se critiquent continuellement.

Pour parvenir à développer de la compassion vis-à-vis de soi, la pratique de la présence attentive est un bon outil, comme nous le verrons dans la deuxième partie du livre. Elle vous permet de clarifier vos idées et de suspendre votre jugement pour accueillir ce qui se passe autour et à l'intérieur de vous, dans le moment présent.

55

---

5   Kristin D NEFF, «Self-Compassion, Self-Esteem, and Well-Being», *Social and Personality Psychology Compass*, vol. 5, no 1, janvier 2011, p. 1-12.

L'idée de vivre le moment présent est simple, mais développer la discipline pour intégrer cette habitude au quotidien est plus complexe qu'elle n'en a l'air. En effet, à cause de notre tendance naturelle à nous détourner de ce qui nous fait peur et nous fait souffrir, il est très difficile de se concentrer sur ce qui nous arrive ici et maintenant. Je peux vous dire que c'est même souvent la partie la plus décourageante. Mais quand on arrive à être en contact avec les émotions qu'on gelait et qu'on apprend à voir sa douleur sans peur, on réalise qu'il s'agissait d'une étape à franchir. À partir de là, le vrai changement devient possible.

La bonté constitue l'autre facette de la compassion envers soi. Avoir de la bonté pour soi passe par des attitudes bienveillantes : faire preuve de compréhension à l'égard de ses échecs, se réconforter comme on le ferait pour un être cher et, finalement, accepter d'être touché par sa propre souffrance. Dans le dernier cas, il s'agit de trouver en soi une empathie qui dépasse notre personne : reconnaître que tous les êtres humains sont faillibles, que les mauvaises décisions et les regrets sont inévitables, fait partie de la vie.

56

Les femmes plus à risque ?

On pense souvent que les femmes sont plus sujettes aux émotions que les hommes, or il n'en est rien. Comme l'a démontré Ekman, les émotions sont universelles ; nécessaires à notre survie, elles nous permettent de communiquer, de nous comprendre, de vivre ensemble, de nous organiser. Sans les émotions, nous ne pourrions pas fonctionner en couple, en famille, en groupe ou en société.

Né au début du 20e siècle, le concept d'intelligence émotionnelle[6] sert depuis à évaluer l'intelligence, évaluation qui jusque-là se limitait exclusivement au quotient intellectuel. Ce changement de perspective n'est pas sans lien

---

6   Intelligence émotionnelle : habileté à percevoir et à exprimer les émotions, à les intégrer pour faciliter la pensée, à comprendre et à raisonner avec les émotions, ainsi qu'à réguler les émotions chez soi et chez les autres.(Mayer et Salovey, 1997).

avec l'arrivée en masse, dans notre vie quotidienne, des outils de communication tels que les téléphones, les ordinateurs et les tablettes numériques, qui mettent l'accent sur l'importance de la communication interpersonnelle et la reconnaissance des émotions.

Si les émotions touchent autant les hommes que les femmes, les deux genres ne démontrent pas la même facilité à ressentir et à communiquer leurs sentiments. C'est un cliché que de le dire : les hommes ont en général plus de difficulté que les femmes à parler de leurs émotions. Ceci semble pourtant confirmé par les études récentes menées en neurosciences.

Les études en neurosciences[7] montrent en effet que les hommes seraient en réalité plus sensibles et plus émotifs que les femmes mais qu'ils auraient plus de mal à s'exprimer et à communiquer. Contrairement à ce que l'on croit, le cerveau gauche – cerveau analytique – serait plus développé chez les femmes (le corps calleux[8] est également plus épais) et le cerveau droit – cerveau analogique – plus développé chez les hommes. Si les hommes ont plus de difficulté à exprimer verbalement leurs émotions que les femmes, cela ne veut donc pas dire qu'ils en ont moins.

57

Alors que certains expliquent ces différences d'un point de vue anatomique, d'autres voient plutôt la cause du côté de la culture et de l'éducation. C'est l'éternel débat entre l'inné et l'acquis.

Par expérience, j'ai pu constater que le monde des émotions étant par nature difficile d'accès pour les personnes qui mangent leurs émotions, hommes et femmes se révèlent plutôt égaux dans ce domaine : chacun a ses propres barrières, limites et blocages sans distinction de sexe. Que vous soyez un homme ou une femme, l'important est de ne pas vous enfermer dans des a priori et stéréotypes qui vous feraient perdre de vue votre singularité.

---

7   Catherine VIDAL, *Hommes et femmes, avons-nous le même cerveau ?*, Éditions Le pommier, 2102.

8   Le corps calleux, la plus grosse structure fibreuse du cerveau, est constitué d'un câblage de quelque 800 millions d'axones qui sert de courroie de transmission entre les deux hémisphères cérébraux. (Maryse LASSONDE. À la découverte du corps calleux, Forum express, Université de Montréal. Consulté le 23 janvier 2014. http://www.iforum.umontreal.ca/ForumExpress/Archives/vol1no5fr/article11.html)

Un mal qui touche tous les âges

Manger ses émotions n'est pas l'apanage d'une tranche d'âge en particulier : enfants, adolescents, adultes, y compris les personnes âgées, peuvent être aux prises avec ce problème.

Il est facile de comprendre pourquoi certains parents peuvent, sans le réaliser, entraîner leur enfant à manger ses émotions. Pensons au biberon ou à la suce tendue pour calmer les pleurs de leur enfant qui, occupé à téter, s'arrêtera de hurler : l'effet est quasiment magique et l'apaisement, immédiat ! À cet âge tous les enfants associent désormais l'acte de manger (sans faim) à l'apaisement.

Donner quelque chose à manger à un bébé pour le calmer est normal. Ce qui l'est moins, c'est d'utiliser systématiquement cette stratégie pour éviter que l'enfant exprime ses émotions. Du coup, c'est lui envoyer le message que les émotions ne doivent pas être vécues. Si l'enfant n'a pas appris à se calmer autrement qu'en mangeant, il aura tendance plus tard à se nourrir pour se réconforter, comme dans son enfance.

Il faut savoir que la succion est une façon naturelle qu'ont les bébés de s'apaiser. En conséquence, on peut dire que manger ses émotions est un phénomène normal à la naissance. Mais en grandissant, on apprend d'autres stratégies pour se réconforter. Si vous mangez vos émotions aujourd'hui, c'est que, pour différentes raisons, peut-être liées à votre histoire familiale, ces étapes n'ont pas été franchies. D'où l'impression que vous ne vous en sortirez jamais. Ne vous découragez pas, vous avez un bagage comme adulte qui vous permettra d'y arriver. De plus, les exercices que je vous propose à la fin du livre sont simples et concrets. Vous êtes sur la bonne voie.

Au bout du compte, quelles que soient la période de votre vie et les difficultés rencontrées, l'important pour vous est de comprendre le lien émotionnel que vous entretenez avec la nourriture et comment vous pouvez retrouver votre poids naturel.

L'effet du stress

On le sait tous pour l'avoir vécu : le stress agit sur notre poids. C'est lui, le grand coupable, qui nous incite à manger parfois plus que d'habitude. Du moins le croit-on. Or, la réalité est autrement plus subtile. La nutritionniste de renom Linda Bacon apporte un nouvel éclairage sur le sujet, en nous apprenant que les personnes qui augmentent leurs portions alimentaires sous l'effet du stress sont les mêmes qui ont tendance à se priver.

Julie, une de mes clientes, sent qu'elle oscille entre deux poids extrêmes. Peu de temps après une rupture amoureuse, elle perd 15 kilos. Tout le monde la félicite et voit, dans cette perte de poids, le désir de plaire et de ne pas se laisser abattre. Or, Julie n'a pas choisi de perdre autant de kilos, elle a tout simplement le cœur en miettes. En réfléchissant avec moi à sa manière d'aborder les événements, Julie prend conscience que, sous l'effet de « petits stress », comme elle les appelle, elle se rue vers le frigo. Étant de nature anxieuse, elle se reproche souvent de n'être pas assez réactive, doute beaucoup d'elle-même et interprète souvent, de manière erronée, le comportement des autres. Par exemple, si une collègue la regarde bizarrement, elle se convainc qu'elle a commis une faute sans s'en apercevoir et réfléchit à ce qu'on pourrait bien lui reprocher. Quand elle rentre du boulot, ces différents « petits stress » de la journée la conduisent droit au frigo tous les soirs. Mais, en y regardant de plus près, Julie s'impose des exigences alimentaires hors du commun, comme s'interdire de dépasser 1200 calories par jour. Dans son cas, son surpoids ne tient pas au stress, mais aux privations quotidiennes qu'elle s'inflige. En effet, si elle n'était pas prise par le contrôle alimentaire, elle ne serait pas attirée par les aliments en périodes stressantes.

Quand le stress devient trop fort, notre corps ne peut gérer à la fois le stress et les restrictions alimentaires que nous nous imposons. Comme manger est un moyen de s'apaiser, on mange pour faire cesser le stress.

Pour ne pas en arriver là, je crois qu'il est plus sain de cesser de vous priver car, soyons réalistes, arrêter d'être stressé tient du rêve éveillé ! Le stress fait partie de nous, il est inscrit dans nos gènes, nous ne pouvons vivre sans lui. Je ne dis pas qu'on doive le subir sans tenter de le diminuer, mais l'endiguer est impossible. En revanche, renoncer aux privations alimentaires est salutaire et procure un grand sentiment de liberté. Dans mon premier livre, *Mangez!*, j'explique comment se sortir des privations.

Que le stress vous incite à manger ou non, il provoque toutes sortes de désagréments, autant sur le plan physique que psychologique. Si vous avez l'impression d'être imperméable au stress, c'est plutôt que vous n'êtes pas

60

Comment le stress agit sur nous

Sous l'effet du stress, dans un premier temps, le corps libère des hormones telles que l'adrénaline, pour nous préparer à fuir ou à affronter la situation ayant provoqué le stress. C'est la phase d'alarme. Dans un deuxième temps, le taux de cholestérol, d'acide gras et de sucre – stocké dans le foie – augmente dans le sang ; des hormones telles que les endorphines sont libérées. C'est la phase de résistance qui permet de passer à l'action. À l'issue de ces deux phases, le problème lié au stress est générale-ment réglé et le corps retrouve son état normal. Mais si le stress perdure, ou si le corps est soumis de manière trop fréquente à des situations stressantes, notre organisme va aller carburer à plein régime et entrer dans une phase d'épuisement. Des problèmes physiques et mentaux peuvent alors se manifester : dépression, hypertension, hypercholestérolémie, dia-bète... De l'avis de nombreux chercheurs, les maladies chroniques de nos sociétés occidentales seraient liées au stress. Apprendre à gérer le stress afin de réduire ses effets sur notre santé devrait donc, selon moi, faire partie des priorités en santé publique.

conscient des sensations qu'il provoque en vous. Et si vous en êtes inconscient, il est plus que possible que vous soyez enclin à manger sans comprendre pourquoi. Voilà pourquoi vous voulez reconnaître les effets que le stress provoque en vous, pour mieux comprendre pourquoi vous prenez du poids sans vous en rendre compte.

Le Dr Serge Marquis, auteur du livre *Pensouillard le hamster, petit traité de décroissance personnelle*, et fondateur de T.O.R.T.U.E., un cabinet-conseil dans le domaine de la santé mentale au travail, n'hésite pas à répondre à ceux qui prétendent ne sentir aucun stress qu'ils sont certainement morts sans le savoir. Il rappelle que le stress fait partie de la condition humaine. Vivre sans stress équivaut donc à être mort! L'être humain doit au stress d'exister encore aujourd'hui. «Le stress est une réaction organique issue d'une sagesse primitive, préparant le corps à lutter, à fuir ou à s'adapter pour assurer sa survie. C'est la réaction provoquée par le rapport qui existe entre la perception que j'ai d'une demande (menace à...) et la perception que j'ai des ressources à ma disposition pour y faire face.»

En d'autres termes, si on perçoit une menace et qu'on sait pouvoir y faire face, l'envie de fuir ou de se battre ne se fera pas sentir. Par contre, comme le cerveau ne fait pas de différence entre le réel et le perçu, il arrive aussi qu'on se croie dépourvu d'outils pour se défendre en position de stress. Par exemple, quand Julie se trouve face à une collègue qui la regarde de travers, elle est persuadée que sa collège lui en veut ou qu'un problème va lui tomber dessus. Sous l'effet du stress, son corps produit alors des hormones qui vont l'inciter à faire face à cette menace soit en fuyant, soit en luttant ou en se figeant. En réalité, Julie possède les outils nécessaires pour faire face à la situation de manière positive: fine et intelligente, elle saurait facilement trouver les mots justes pour sonder sa collègue dès l'apparition des premiers signes de contrariété.

61

Le stress agit sur chacun de nous de manière beaucoup plus physique qu'on ne peut l'imaginer. En conséquence, diminuer son stress revêt une importance capitale. Pour y parvenir, dans un premier temps, il est nécessaire de prendre conscience que vous vivez un stress. Dans un deuxième temps, vous voulez réfléchir à ce qui s'est produit et apprendre à vous repositionner face à une expérience donnée, pour éviter de reproduire le même schème.

En conclusion, quand on constate la manière dont notre poids varie en fonction du stress, et quand on analyse les sempiternelles recommandations en matière de nutrition, on ne peut que s'étonner de la place que tient l'alimentation dans nos vies. Comme si le stress lié à l'urbanisation, à l'argent, au travail et aux relations humaines ne suffisait pas, il faut en plus gérer la pression de manger suffisamment de fruits et de légumes tout en évitant la viande rouge, les aliments transformés, les boissons sucrées, les excitants et tout le tralala. Quel stress!

En résumé

Manger ses émotions consiste à manger sans faim une grande quantité de nourriture, ou du moins une quantité qui excède la satiété, dans le but d'anesthésier toutes les émotions – positives ou négatives. Hommes et femmes, nourrissons, enfants, adolescents ou adultes, y compris les personnes âgées: tout le monde mange ses émotions.

Le système digestif, de la bouche à l'intestin, étant le siège des émotions, il n'est pas étonnant que nous ayons besoin de manger pour faire taire les émotions qui nous assaillent. Moins nous en avons conscience, plus elles agissent à notre insu sur nous.

C'est en acceptant de prendre conscience de nos émotions et en écoutant les messages qu'elles nous envoient qu'on peut cesser de manger nos émotions.

Atteindre cet objectif passe par un travail d'introspection qui nécessite une attitude bienveillante vis-à-vis de soi : s'accorder du temps, cesser de se juger et de se critiquer, s'accepter tel qu'on est.

63

« *La réaction* de ma mère *m'a sauvée.* »

Geneviève Guérard

près 20 ans de carrière aux Grands Ballets canadiens de Montréal, dont 8 en tant que première danseuse, Geneviève Guérard s'est reconvertie dans l'enseignement du yoga. Aujourd'hui, elle savoure le plaisir de jouir d'un corps en forme, sans jugement ni critique, ce qui n'a pas toujours été le cas. Retour sur un épisode tumultueux de sa vie.

C'est au moment où j'ai commencé la danse, en 2ᵉ secondaire – j'avais 13 ans –, que je suis devenue très consciente de mon image corporelle. Auparavant, je ne m'en préoccupais pas ; j'étais sportive, en forme, tout allait bien. Mais j'ai commencé à vouloir ressembler aux modèles filiformes qu'on nous présentait à l'école de danse. Comme tous les élèves, je rêvais de devenir une ballerine cure-dent ! J'avais une grande admiration pour les danseuses anorexiques, fines et sans forme. On voulait toutes leur ressembler ! Mais, fatalement, rester plate et sans rondeurs à l'adolescence, c'est difficile parce que le corps change, les hanches s'élargissent et les seins se développent.

Avec le temps, la pression s'est intensifiée au point où, en 4ᵉ secondaire, j'étais proche de l'anorexie. Pendant une semaine complète, je n'ai rien mangé d'autre que de la gomme, alors que je dansais environ 15 heures par semaine, en plus d'aller à l'école. Mes parents ne se rendaient compte de rien parce que je m'arrangeais pour passer inaperçue. Je disais que j'avais soupé chez une amie ou que j'avais croqué un morceau en chemin. Pendant cette période, je portais aussi une ceinture en coton la nuit pour comprimer ma poitrine, j'espérais ainsi ne pas me développer ou ralentir le processus de croissance. Au réveil, je cachais la ceinture sous mon matelas. Ni vu ni connu.

Sauf qu'un matin, j'ai oublié de l'enlever. Était-ce un acte manqué ? Je suis descendue à la cuisine en jaquette, plate comme une galette, et quand ma mère m'a vue, ç'a été un choc. Elle s'est mise à pleurer tellement fort ! Elle réalisait pour la première fois ce qui se passait. Sa réaction était si intense, sa détresse était si forte qu'instantanément j'ai décidé de cesser toutes ces

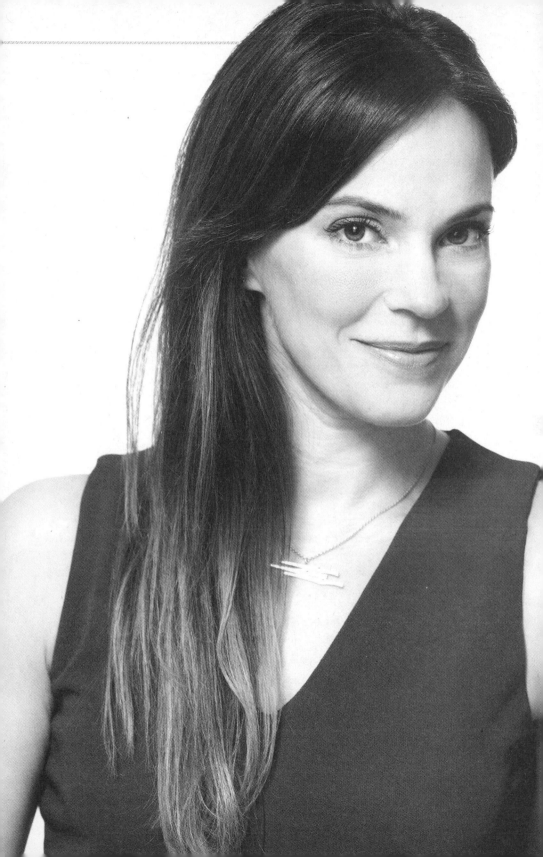

folies. Du jour au lendemain, j'ai repris une alimentation normale; c'était devenu clair: soit que je danserais avec le corps que j'avais, soit que je ne danserais plus.

Curieusement, cet épisode m'a donné la force psychologique de savoir ce que je voulais: devenir ballerine profession-nelle, mais pas à n'importe quel prix. J'ai pris conscience que j'étais mon instru-ment le plus précieux et j'ai retrouvé le plaisir de danser en prenant soin de moi, plaisir que j'avais complètement perdu à cause de mes restrictions alimentaires. Je peux même dire que c'est grâce au plaisir de danser que j'ai pu continuer la danse et en faire ma carrière, car ce métier est tellement exigeant!

Mon trouble du comportement alimentaire a quand même duré deux ans, soit de 14 à 16 ans environ. J'étais obsédée par la nourriture, j'apprenais par cœur le nombre de calories des aliments, je contrôlais tout ce que je mangeais. Mais je ne perdais pas de poids pour autant. Au contraire, je pense que cet épisode de restriction m'a fait grossir, car la semaine qui a suivi mes privations, ç'a été une orgie; je m'étais tellement privée que je mangeais tout ce que je pouvais!

Bien sûr, j'aurais pu à l'époque consulter une nutritionniste pour apprendre à bien manger, mais quand on souffre d'un trouble du comporte-ment alimentaire, on se fiche pas mal de la santé! On veut juste être maigre comme un squelette. Je me souviens, par exemple, que mes proches me conseillaient de boire du lait pour fortifier mes os. C'est du gros bon sens

pour une danseuse, mais dans ma tête d'adolescente, le mot «fort» était synonyme de «gros»; du coup, je ne buvais pas de lait! À 40 ans, je me demande encore comment j'ai pu fonctionner sur ce mode-là. Mais il faut bien comprendre que le cerveau à l'adolescence n'est pas mature, il est encore en développement.

Dans mon cas, c'est vraiment en entrant dans le monde du ballet que j'ai commencé à adopter ce comportement psychologique pathologique. J'étais une jeune fille hyper anxieuse et très fragile; en me restreignant, j'avais le contrôle sur une certaine partie de mon univers, c'était rassurant. Parce que mon dilemme était là: je voulais me dévelop-per en tant que femme, mais je voulais aussi garder un corps d'enfant parce qu'être squelettique, c'était ça, la beauté pour moi! C'était mon modèle!

Forte de cette expérience, je voudrais aujourd'hui dire aux parents qu'il est très important de rester aux aguets et en contact avec les adolescents, même s'ils se sentent rejetés et écartés, parce qu'il y a peut-être des actes manqués comme le mien qui peuvent changer un destin. Je sais, pour l'avoir vécu, que les adolescents sont excellents pour passer sous le radar des parents. Mais si ces derniers sont présents, vigilants et attentifs, ils peuvent intervenir et aider l'adolescent à régler un trouble du comportement alimentaire. Il suffit de peu de chose. La preuve, c'est la réaction de ma mère qui m'a sauvée et finalement amenée à être heureuse dans ma carrière de danseuse.

Chapitre
③

les
comportements
alimentaires
compensatoires

anger ses émotions est en soi un acte tout à fait naturel. Tout le monde mange ses émotions, y compris les personnes qui mangent de manière intuitive, c'est-à-dire celles qui mangent à leur faim et sans devoir se restreindre. Étonnant, n'est-ce pas?

Un jour, une de mes clientes a demandé à sa meilleure amie ce qu'elle faisait les jours de blues. «Je prends trois biscottes avec un peu de fromage et un verre de vin, puis je m'installe au salon pour les savourer tranquillement,» lui avait-elle répondu. Eh que ma cliente enviait son amie de pouvoir manger ainsi, avec un tel détachement, dans les moments difficiles! Pour elle, c'est le paquet au complet qui y passait dans ces moments-là.

Manger ses émotions s'avère problématique lorsque la quantité de nourriture ingérée est excessive, quand c'est accompagné d'un sentiment de perte de contrôle et que cela cause de la détresse, quelle que soit la quantité consommée. Excès, normalité, perte de contrôle, voilà trois concepts subjectifs, mais qui comportent leur part d'objectivité. Par exemple, vider un gros sac de chips est excessif et avaler un repas copieux en quelques minutes n'est pas «normal». S'il s'agit d'une habitude sporadique, il n'y a pas lieu de s'inquiéter, mais si le comportement se répète régulièrement, mieux vaut s'interroger. Car perdre le contrôle devant un sac de biscuits tous les soirs en rentrant du travail relève d'un comportement alimentaire compensatoire destiné à calmer ou à masquer les émotions accumulées dans la journée.

Si vous pensez qu'il suffit de ne plus acheter les aliments dont vous raffolez pour vous délivrer de la tentation et régler votre dépendance à la nourriture, vous entretenez l'illusion de pouvoir briser vos chaînes grâce au contrôle et à la volonté. Vaine illusion car, tôt ou tard, le goût pour ces aliments reviendra et vous n'y pourrez rien. Comme nous l'avons vu dans le chapitre précédent, le seul moyen de parvenir à arrêter de manger ses émotions est de prendre l'habitude de regarder en soi et de se concentrer sur ce qui crie à l'intérieur: quelles sont les sensations que j'éprouve? quelles sont les émotions qui me parlent? Quand l'obsession de manger nous occupe entièrement l'esprit, il est crucial de s'accorder un temps d'introspection et de lâcher ce qui nous détourne de nos sensations. Car ces sensations possèdent un sens, elles nous crient des choses qu'on se doit de comprendre, sans quoi on s'enlise dans des comportements compensatoires et répétitifs.

Les 4 étapes de l'apprentissage

Revoyons les étapes à la lumière de ce que nous avons vu jusqu'à présent.

Étape 1
Phase inconsciente, comportement alimentaire malsain

À cette étape, on ne sait pas qu'on a un comportement alimentaire malsain. On n'a aucune conscience de ce qui se passe vraiment en nous. On pense qu'on mange à l'excès pour différentes raisons, par exemple, par manque de volonté ou de courage; ou parce qu'on est de nature sociale et joviale, et qu'on aime manger. De nombreuses personnes stagnent à ce niveau de conscience, ou plutôt à ce stade d'inconscience, face à leur *modus vivendi* interne. Elles peuvent passer leur vie entière à répéter qu'elles mangent trop et que voulez-vous, c'est ainsi!

À mon avis, la société dans son ensemble en est à cette étape. Personne ne semble vouloir considérer qu'on mange en excès pour des raisons peut-être émotionnelles et que, fondamentalement, la nourriture n'est pas le problème. La recherche s'intéresse plutôt à dicter les bons aliments pour la santé et la manière de contrôler son alimentation pour contrecarrer l'incidence grandissante de l'obésité dans la population.

69

Étape 2
Phase consciente, comportement alimentaire malsain

La deuxième étape consiste à prendre conscience qu'on a un comportement alimentaire malsain. Cette étape est douloureuse car, comme nous l'avons vu, on prend conscience qu'on mange trop pour des raisons qui nous échappaient. C'est à cette étape que vous prenez conscience que vous êtes en train de manger votre anxiété, votre ennui, votre colère ou votre tristesse... mais vous mangez quand même. Avant, toutes ces émotions passsaient dans votre assiette sans que vous vous en rendiez compte; maintenant, vous les sentez ET vous les mangez. Vous mangez donc vos émotions avec conscience, ce qui n'est déjà pas si mal. Mais comme vous n'avez pas encore appris à vivre avec ces émotions dérangeantes, à les accepter malgré la douleur qu'elles provoquent, il n'existe pas de véritable changement palpable entre la première étape et la deuxième.

Étape 3

Phase consciente, comportement alimentaire sain

Pour arriver à cette étape, comme nous le verrons dans le plan de match, au chapitre 7, il va falloir apprendre à surfer! Les émotions s'apparentent à des vagues qui déferlent sur vous avec plus ou moins de force et qui vous jettent à terre. Tout le travail que vous allez entreprendre consiste à rester sur la vague et à vous laisser porter par elle. En pratiquant les exercices et en suivant les différentes étapes que je vous propose dans ce livre, vous apprendrez à garder à distance votre désir impérieux de manger et à vous questionner sur la pertinence de manger pour vous apaiser émotivement. Vous pourrez ainsi passer à la dernière étape.

En devenant expert du surf émotionnel, vous pourrez choisir de ne pas assouvir votre désir de manger si vous pensez que ce n'est pas la faim qui vous tenaille. Je précise d'emblée qu'il est très important à cette étape de ne pas faire l'erreur d'éviter de manger dans le but de perdre du poids. Le choix de ne pas manger doit, en effet, être motivé par la volonté de surfer sur les émotions qui vous incitent à manger et non pas par le désir de maigrir, signe que vous auriez régressé à l'étape 1. L'étape 3 pose donc un choix: surfer sur la vague émotionnelle, ressentir l'émotion ou manger.

Étape 4

Phase inconsciente, comportement alimentaire sain

Arrive enfin la quatrième étape, celle où vous retrouvez une relation saine avec l'alimentation: vous mangez quand vous avez faim et vous cessez de manger quand vous n'avez plus faim. Cela ne relève pas de la magie, mais d'une pratique assidue que vous ne regretterez jamais. À cette étape du changement, vous serez en harmonie avec vos émotions. Vous n'aurez même plus à y penser, car l'option de manger vos émotions ne se présentera même plus à vous. Vous serez libéré de l'emprise que l'alimentation exerce sur vous. Bravo!

Revenons maintenant à vous aujourd'hui: il est fort probable que vous en soyez à l'étape 1 ou 2 du changement. Soit vous n'avez pas encore conscience de ce qui crie en vous lorsque vous mangez de manière compulsive, soit vous en avez conscience mais vous mangez quand même parce que c'est plus fort que vous. Mais soyez confiant, mon but est de vous aider ici à progresser vers les autres étapes.

Avant d'aborder la question de la pratique du surf à l'étape 3, attardons-nous un moment sur les différentes manières de manger ses émotions. Quelles sont les stratégies compensatoires que les personnes enclines à manger leurs émotions mettent en place ? Comment se concrétisent ces stratégies dans la vie de tous les jours ? Quels sont les troubles du comportement alimentaire les plus fréquents ?

À partir de la description générale des différents comportements que j'ai pu observer à travers ma pratique, je vous invite à identifier la manière dont vous mangez vos émotions et les moments de la journée pendant lesquels vous vous sentez « en danger » de compensation alimentaire. Comment le fait de manger ses émotions se manifeste-t-il chez vous en particulier ?

Maudites soirées

Nombreux sont mes clients qui me confessent manger leurs émotions le soir ou en fin de journée. Pourquoi donc l'après-midi ou le soir, et non le matin ? En quoi le soir fournit-il un moment propice à la déviance alimentaire ?

Lorsque vous vous réveillez le matin, après une nuit de sommeil réparateur, tout va bien. Vous vous sentez régénéré. Si vous avez craqué la veille pour un sac de chips englouti trop vite, vous y repensez avec un vague sentiment de culpabilité et surtout avec le ferme espoir que vous serez plus fort aujourd'hui. Les bonnes intentions ne manquent pas : « Aujourd'hui, je fais attention, je mange santé, je ne cède pas à mes pulsions comme hier soir, je me contrôle, j'en suis capable. » Mais les belles dispositions de la matinée éclatent en mille morceaux au fur et à mesure que la journée avance, jusqu'à atteindre un niveau de frustration maximal, quand vous rentrez le soir à la maison.

« Ah, si les soirs n'existaient pas, mon poids serait idéal ! » Combien de fois ai-je entendu cette phrase dans mon bureau ? Je me souviens de la mère d'un ami qui s'en voulait de toujours tomber dans le même schéma en rentrant du travail. Elle s'installait devant la télé avec des retailles d'hostie, sans goût, sans gras, sans calories. Pourtant, aux heures des repas dans la journée, elle mangeait correctement, à sa faim, sans avoir l'impression de devoir se contrôler. Elle avait une alimentation normale le jour et non le soir. Pourquoi ? Parce que c'est le soir que les frustrations et les émotions accumulées durant la journée pèsent le plus sur notre état émotionnel.

Inévitablement, notre routine du soir dépend de ce qui s'est produit au travail ou ailleurs. Une anicroche avec le patron, avec un collègue de bureau, ou avec un illustre inconnu en voiture ou dans le métro, et c'est le malaise garanti, qu'il va falloir digérer dans la soirée. Inversement, après une bonne journée de travail où l'on se sentait respecté, reconnu et compétent, on revient à la maison galvanisé et satisfait ; ce qui, la veille, nous déprimait littéralement semble anecdotique et léger.

Malheureusement, on rentre souvent à la maison fatigué, harassé, frustré, stressé ou inquiet pour une raison ou l'autre. Il est possible qu'il n'y ait pas de raison particulière, mais on va quand même manger parce que les aliments sont là, disponibles. Le soir, c'est plus facile de manger. Le matin, on est pressé et dans la journée, au bureau, on manque de temps et d'intimité. Aussi, on n'a pas forcément d'aliments avec nous. On ne peut pas manger de manière compulsive. Si bien que le soir, le désir compulsif de manger se manifeste dès qu'on rentre à la maison et qu'on relâche la tension qu'on a accumulée durant la journée. C'est alors qu'on devient vulnérable : on se dirige comme un automate vers le frigo ou le garde-manger. À table, on se ressert une deuxième assiette en sachant pertinemment qu'une seule suffirait. Il peut aussi s'agir d'un moment de plaisir qu'on s'accorde, car on sent qu'on mérite bien de se faire plaisir de temps en temps. Mais, peu importe, l'important est de se sentir plein pour combler un sentiment de défaillance, de plaisir ou de vide. Bien sûr, tôt ou tard après l'excès, on se sentira découragé et honteux, avec au ventre la peur effroyable de prendre encore du poids. On s'en veut d'avoir craqué une fois de plus : « Pourquoi ce besoin de trop manger ? Pourquoi ce besoin de chips, de chocolat ou de biscuits ? Pourquoi les carottes et les céleris ne me satisfont pas ? »

Si vous avez adopté ce genre d'habitudes, alors vous avez sûrement aussi expérimenté maintes stratégies pour sortir de ce cercle vicieux. Vous avez essayé de fuir la maison en allant vous promener au lieu de manger ; vous avez arrêté d'acheter des croustilles, des sucreries et autres grignotines; et votre liste d'épicerie est devenue aussi fade que les mets qui la composent. Mais toutes ces stratégies infructueuses n'ont rien donné parce qu'elles vous laissaient profondément insatisfait...

Quand Line a réalisé toute la souffrance que lui causaient ses privations, elle s'est sentie découragée pendant un temps. «C'est si difficile, vais-je devoir toute ma vie combattre mes pulsions avec un tel acharnement? Ça ne cessera donc jamais?» avait-elle lâché, désespérée, en consultation. C'est effectivement l'impression qu'on retient au début de la prise de conscience de nos stratégies compensatoires, quand on réalise combien elles nous coûtent. Mais rassurez-vous, le corps est bien fait! Lorsqu'on prend conscience que les privations mènent à l'excès, que l'excès conduit à la culpabilité et que la culpabilité engendre les privations, on accepte l'idée que le contrôle et la volonté ne peuvent briser ce cercle vicieux.

Pour autant, écouter ses émotions n'est pas chose facile quand on a vécu toute sa vie sous le diktat de la volonté et du contrôle. Pour éviter de les confronter, on est tenté en général de les nier et de les anesthésier. Déni et anesthésie sont en effet deux pare-chocs anti-émotions assez efficaces, merci. La chanson d'Angèle Arsenault, devenue très populaire en 1977, décrit bien le processus: «*Y en a qui prennent un p'tit coup. Moi, je mange. Y en a qui fument des p'tits bouts. Moi, je mange. Y en a qui lèchent les vitrines. Moi, je mange.*» On mange donc pour ne pas ressentir la douleur que provoquent nos émotions, **c'est aussi simple mais complexe que cela.**

73

Mal dans sa vie, mal dans son corps

Le jour de son évaluation à la clinique, Marie me confiait qu'elle avait l'impression d'avoir toujours moins de chance que les autres. C'est vrai, elle n'avait pas eu la vie facile. Sa mère était décédée très tôt et son père brillait par son absence, son incompétence émotionnelle et son manque de délicatesse. Il ne cessait par exemple de lui répéter que, pour plaire aux hommes et trouver un conjoint qui veuille bien d'elle, il lui fallait rester mince et jolie. Sans parent vraiment présent, elle avait dû grandir presque seule. Avec une image parentale aussi dégradée, pas étonnant que Marie ait eu du mal à se sentir heureuse et comblée par la vie.

Ce déficit de confiance en soi et de foi en la vie de Marie n'a rien d'exceptionnel. Chez les personnes qui nous consultent à la clinique, c'est même plutôt la norme. Elles se sentent souvent aux prises avec des sentiments négatifs, leur vie est tumultueuse et elles aspirent à un calme intérieur salvateur qui, bien sûr, n'arrive jamais ou qui n'est présent que de façon sporadique.

Stéphanie n'avait pas une bonne relation avec sa patronne, elle avait l'impression d'être souvent mise à l'écart des projets intéressants, ce qui la frustrait beaucoup. Le soir, après une journée de travail houleuse, Stéphanie n'avait pas le goût de sortir ou de voir des amis, alors elle passait sa soirée à manger seule chez elle. Au fil du temps, sa situation professionnelle s'est empirée. Sa patronne lui confiait de moins en moins de tâches intéressantes et Stéphanie se sentait de plus en plus comme un rat coincé dans un labyrinthe: elle ne pouvait pas se passer de son travail, qu'elle aimait malgré tout, mais ne trouvait pas de solution pour améliorer ses conditions. Toutes les tentatives de communication avec sa patronne étaient vaines, cette dernière refusant tout dialogue ou explication. Comme n'importe qui à sa place, Stéphanie vivait très mal ce cul-de-sac. Elle était prise dans une tempête émotionnelle quotidienne qui déteignait sur tous les pans de sa vie. Elle se fermait aux autres petit à petit et vivait avec la conviction qu'elle seule n'avait pas droit au bonheur.

Quand Stéphanie m'a consultée pour son problème de poids, nous avons beaucoup parlé de son besoin de trop manger le soir. Il lui a fallu plusieurs semaines pour comprendre, puis faire le lien entre sa compulsion alimentaire et les frustrations liées au travail. Elle pensait en effet que sa prise de poids résultait de son mode de vie solitaire et sédentaire ainsi que de son manque de volonté. Après plusieurs séances, grâce à une écoute attentive de ses émotions, elle a fini par accepter que l'accumulation des frustrations relationnelles en lien avec sa patronne l'amenait à manger à l'excès, une fois rentrée chez elle.

À travers ce travail d'introspection, Stéphanie a pris conscience que les émotions sont comme des vagues montantes ou déferlantes, et que si on n'apprend pas à surfer, on est vite submergé. Apprendre à ressentir ses émotions, c'est se maintenir à la surface de l'eau, comme un bouchon de liège ou un surfeur qui profite de la puissance de la vague pour avancer. Accepter de vivre les émotions telles qu'elles se présentent à nous, sans chercher à s'en détourner à travers la nourriture, voilà la clé pour cesser de manger ses émotions.

EXERCICE
VISUALISER POUR SAISIR CE QU'ON VEUT FUIR

L'exercice que je vous propose de faire maintenant a pour objectif de vous aider à comprendre quelle sensation vous tentez de gérer lorsque vous mangez vos émotions. Bien que l'exemple fourni ici soit virtuel, les sensations provoquées par la visualisation sont des plus concrètes et vous informeront de votre état intérieur. Je vous recommande donc de faire cet exercice avec le plus de concentration possible.

Pour commencer, lisez les instructions suivantes et accordez-vous un temps d'introspection dans un endroit calme où vous ne serez pas dérangé. Faites d'abord l'exercice et, si vous le souhaitez, notez vos impressions à la fin. Si vous sentez que l'anxiété devient trop forte pendant l'exercice, arrêtez-vous et reprenez plus tard. C'est important, en effet, de pouvoir vivre l'expérience du début à la fin dans un état de détente et de calme. De la même manière, si vous perdez le fil de la concentration, passez à autre chose et refaites l'exercice plus tard.

Allons-y ! Imaginez-vous dans une épicerie en train d'acheter des chips, du chocolat ou n'importe quel aliment qui provoque chez vous un désir irrépressible. Visualisez-vous en train de le poser dans votre panier et vérifiez votre niveau d'anxiété, de tristesse ou de colère à l'idée d'acheter cet aliment dont vous vous savez dépendant. Comment vous sentez-vous ? L'eau vous vient-elle à la bouche ? Avez-vous subitement faim ? Pouvez-vous localiser des sensations physiques ?

Attendez que le calme soit revenu avant de passer à l'étape suivante. Si vous n'y arrivez pas, respirez profondément. Sous l'effet de la panique ou de l'excitation, la respiration se bloque parfois ; il suffit de s'en rendre compte et de prendre quelques respirations profondes. Si, malgré tout, vous ne parvenez pas à vous calmer, ne vous forcez pas à continuer. L'objectif ici n'est pas d'arriver à la fin de l'exercice, mais bien d'identifier vos peurs reliées à l'idée de manger un aliment particulièrement tentant. Le cerveau ne faisant pas la différence entre l'imaginaire et le réel, vos émotions n'en sont pas moins vraies bien que virtuelles.

Quand vous êtes à nouveau calme, continuez l'exercice. Vous êtes maintenant à la caisse et vous payez. Vous rangez le produit dans votre sac et vous rentrez chez vous. Comment vous sentez-vous ? Vous réjouissez-vous du moment où vous allez enfin manger ? Regrettez-vous d'avoir cédé à la tentation ? Vous sentez-vous tout à coup fatigué et sans entrain ?

Vous arrivez maintenant à la maison. Que faites-vous ? Où rangez-vous votre sac de biscuits, de chips ou autre ? Est-ce que vous l'entamez tout de suite avant même de le ranger ? Le cachez-vous au fond d'un placard ou le laissez-vous bien en vue ? Comment vous sentez-vous ? Êtes-vous tendu, contrarié, fébrile, anxieux ? Où dans votre corps ressentez-vous ces sensations ? Si vous décidez de manger tout de suite, comment vous y prenez-vous ? Arrivez-vous à savourer ? Mangez-vous plutôt rapidement sans vraiment prendre le temps d'en jouir ? Quelles sensations ressentez-vous au moment où vous mangez ? Dans quelles parties du corps les ressentez-vous ?

Vous pouvez répéter cet exercice à plusieurs reprises en notant bien chaque fois la date. Les émotions évoluant en fonction de ce qui se produit dans votre vie, vous pourriez vivre de nouvelles émotions. Dans ce cas, observez ce qui varie et ce qui demeure d'une fois à l'autre.

L'intérêt de cet exercice est double : il vous permet de repérer les émotions qui vous submergent et de comprendre comment vous agissez pour les anesthésier ou pour les fuir. À l'issue de ce travail d'introspection, vous pouvez avoir l'impression que l'aliment « interdit » a déclenché un flux particulier d'émotions, mais c'est tout le contraire qu'il faut comprendre. Vous mangez pour anesthésier toutes ces émotions envahissantes ; la nourriture vous permet en fait de ne pas les ressentir consciemment.

La pensée positive favorise-t-elle le déni des émotions négatives?

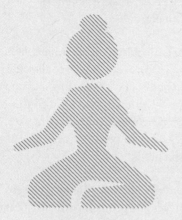

Qu'il soit bénéfique, pour des raisons diverses, de se répéter tous les matins «Je suis belle, je suis bonne, je suis capable» pour se sentir belle, bonne et capable, je ne doute pas de l'intérêt de cette méthode. Mais, en aucun cas, ce type de démarche ne donne accès à ses vraies émotions, bien au contraire.

Lorsque vous êtes aux prises avec des émotions négatives, qu'il s'agisse de la colère, de la haine, de la peur, je sais à quel point il est tentant de vouloir les rationaliser et de les neutraliser par la pensée/ les émotions positives. Par contre, les émotions ne suivent pas une règle arithméti-que selon laquelle on peut compenser le négatif par le positif. Je doute que le fait de répéter: «Je ne suis pas en colère, je n'ai pas peur, je ne ressens aucune culpabilité, etc.» permette de ne pas être en colère, de ne pas avoir peur et de ne ressentir aucune culpabilité.

La démarche que je propose dans ce livre va à l'opposé de la pensée positive. Elle consiste à partir à la rencontre de ses émotions authentiques, de les explorer et de les apprivoiser, même si cela s'avère assez angoissant dans un premier temps. Si vous appréhendez d'entrer en contact avec cette dimension de vous-même, il ne faut pas hésiter à chercher de l'aide auprès d'un thérapeute pour vous accompagner. Ce sera toujours préférable aux tours de passe-passe qui vous détourneraient de l'objectif final: vous reconnecter à vous-même.

Le cas de Sandrine

Sandrine a perdu sa mère à l'âge de cinq ans. N'ayant aucun souvenir d'elle, elle pensait ne pas en être particulièrement affectée. À la mort de son père, 15 ans plus tard, elle s'est mise à prendre beaucoup de poids. Malgré ses efforts, c'est près de 50 kilos qu'elle a gagnés en quelques années.

Sandrine a toujours été un modèle d'entrain et de joie. Tout allait bien dans sa vie, elle vivait avec un homme merveilleux, elle aimait son travail et elle était entourée d'amis sincères et fidèles. À part son poids, elle n'avait donc aucune raison d'être insatisfaite de son sort. Sur le plan nutritionnel, sa vie se compliquait. Elle souffrait depuis sa tendre enfance de compulsions alimentaires, dont la fréquence s'était aggravée après le décès de son père, et n'avait jamais été vraiment satisfaite de sa silhouette ni de son poids.

Mon travail à la clinique a consisté, dans un premier temps, à l'aider à ressentir les signaux de faim. C'est en effet une condition sine qua non pour aller plus loin. Dans un deuxième temps seulement, nous avons commencé à explorer les émotions reliées à ses compulsions alimentaires. Au début de son travail émotionnel, Sandrine ne ressentait pas grand-chose à ce sujet; elle n'avait rien de particulier à dire, elle était même étonnamment détachée de ses émotions. Puis, petit à petit, elle s'est mise à ressentir d'intenses émotions aussi variées que contradictoires : tristesse, colère, amour, haine, joie, solitude, peur, angoisse, etc. Un arc-en-ciel émotionnel qu'elle n'avait jamais soupçonné en elle...

À ma grande surprise, Sandrine a montré peu de résistance à pénétrer dans l'univers hostile des émotions qui peuvent être douloureuses. Il faut dire qu'elle voulait progresser et régler son problème alimentaire qui lui semblait purement nutritionnel. Très vite, elle a réalisé qu'elle ne pouvait trier les émotions en fonction de leur confort et qu'un travail d'introspection, même douloureux, s'avérait nécessaire pour avancer à grands pas.

Quand les compulsions alimentaires ont cessé, nous avons commencé à explorer sa manière de manger pendant les repas. Les émotions peuvent en effet nous envahir autant pendant les repas qu'avant ou après. Il s'agit d'émotions que j'appelle « de fond » : elles sont moins intenses, mais tout aussi présentes. Je les aborde donc toujours une fois que les compulsions ont cessé, sans quoi il est très difficile de les détecter. L'anxiété revient souvent parmi les émotions ressenties. À cette étape, soit l'étape 2 des 4 étapes d'apprentissage, je demande à ma cliente de manger tout en gardant la sensation d'anxiété présente à l'esprit et de cesser quand l'anxiété diminue. Après deux années de suivi avec moi et une psychologue en troubles alimentaires, Sandrine est sur la bonne voie pour aborder la troisième étape du changement, à savoir la phase consciente du comportement alimentaire sain pendant les repas. Elle a déjà traversé les quatre étapes en ce qui concerne les compulsions. Il ne lui reste plus qu'un stade à franchir pour les repas. En ayant l'expérience du surf émotionnel, elle peut reconnaître l'émotion, choisir de la vivre, et de la tolérer au lieu de la manger.

Ayant appris, au détour d'une conversation, que j'envisageais d'écrire un livre sur le rôle des émotions dans la prise de poids, Sandrine s'est tout de suite écriée : « Guylaine, il faut que tu dises bien dans ton livre que, non seulement le changement est un processus long et difficile, mais aussi qu'il fait peur ! Il ne faut pas s'imaginer qu'on change, comme ça, d'un coup de baguette magique. »

Sandrine a raison, le processus de changement n'est ni rapide ni immédiat et il suscite beaucoup de crainte. La peur de souffrir et de ne pas trop savoir ce qu'on va trouver dans sa boîte aux émotions suffit pour nous faire avancer à reculons ou, pis encore, nous faire fuir la clinique et garder nos bonnes vieilles habitudes alimentaires, quand bien même elles font souffrir, comme de vieux amis fidèles.

Si, à 40 ans, Sandrine a réussi à surmonter son appréhension et a remonté dans le temps pour revivre, entre autres, son immense désarroi d'enfant si profondément enfoui, c'est qu'elle espérait vivre enfin libérée de ses pulsions alimentaires.

Sandrine ne constitue pas un cas isolé. Quel que soit votre âge, vous libérer des chaînes émotionnelles qui vous maintiennent dans une insatisfaction corporelle quotidienne est un pari gagnant. Au mieux, comme Sandrine, vous vous débarrasserez de vos vieilles habitudes ; au pire, vous apprendrez à les identifier et à les modifier, presque à votre insu, par le seul fait de reconnaître le rôle qu'elles jouent dans votre équilibre émotionnel.

Que penser des médicaments coupe-faim?

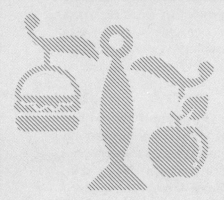

Pour échapper aux compulsions alimentaires, on peut être tenté d'avoir recours à des produits coupe-faim. Cette solution médicamenteuse est risquée, de l'avis de tous les spécialistes, et pas du tout recommandable.

Plusieurs médicaments coupe-faim sont apparus sur le marché ces dernières années, mais aucun n'a vraiment fait ses preuves. Jusqu'à ce jour, ce type de médicament se voit invariablement retiré des tablettes à cause des nombreux effets secondaires : problèmes respiratoires, gastriques, etc. Le Dr Jean Wilkins, pédiatre à l'hôpital Sainte-Justine de Montréal et expert auprès des adolescentes anorexiques, est catégorique. Selon lui, les coupe-faim ne font qu'aggraver la situation, dans la mesure où les jeunes filles se coupent encore plus de leurs émotions et de leur ressenti. Elles croient résoudre ou contrôler un problème qui les dépasse en s'appuyant sur un artefact chimique. Pire, elles masquent le symptôme pour échapper à la douleur de la réalité.

Et si vous souffriez d'un trouble du comportement alimentaire?

Si votre poids vire à l'obsession ; si vous y pensez chaque fois que vous passez à table ; si vous ressentez une peur bleue de grossir ; si votre humeur et votre confiance en vous dépendent de votre poids ; si vous perdez toute estime de vous-même dès lors que vous prenez un peu de poids ; si vous ne vous pesez même plus ; si vous enchaînez les régimes les uns après les autres et que votre poids joue au yoyo depuis des années, il est possible que vous souffriez d'un trouble du comportement alimentaire (TCA).

Ce qui rend les troubles du comportement alimentaires si difficiles à détecter, c'est le déni qui les accompagne : en effet, les personnes touchées par un TCA ignorent leurs symptômes et refusent catégoriquement l'idée qu'elles puissent en souffrir. Pourtant, réaliser qu'on souffre d'un tel trouble permet de prendre le problème à sa source, au lieu de s'aveugler à croire que les régimes ou le manque de volonté sont les grands responsables.

Votre poids n'est pas à l'origine de votre mal-être. Pensez-vous très sincèrement que le fait d'avoir perdu quelques kilos à l'occasion de votre dernier régime vous a permis de vivre pleinement épanoui, sans complexe et complètement libéré de vos peurs ? Probablement que non. La perte de poids vous a certes procuré une grande satisfaction mais, au fond de vous, vous savez que votre humeur continuait à fluctuer en fonction de votre état émotionnel. La perte de poids n'a pas eu l'effet magique que vous attendiez. Le temps n'est-il pas venu de prendre conscience des véritables obstacles qui vous empêchent de vivre pleinement épanoui, quel que soit votre poids, afin de rétablir votre relation houleuse à votre corps et empêcher la nourriture d'interférer dans toutes les sphères de votre vie ?

La difficulté à dépister un trouble alimentaire tient aussi au fait que de nombreux professionnels de la santé sont peu formés pour les diagnostiquer. Rares sont les médecins de famille qui posent un regard juste sur la question. Au lieu de chercher à dépister un trouble du comportement alimentaire, les médecins ont tendance à prescrire une perte de poids. Combien de mes clientes aux prises avec un trouble alimentaire ont cessé d'aller chez leur médecin parce qu'il leur avait dit que leur prise de poids pouvait nuire à leur santé. Encore aujourd'hui, la parole du médecin prévaut, et ce, même si ces personnes avait fait un bon bout de chemin.

Le manque de formation chez les professionnels de la santé est d'autant plus regrettable qu'il existe des tests de dépistage très performants et très rapides à faire, qui leur permettraient de diriger les patients vers des spécialistes aptes à les aider. Les psychologues, les kinésiologues et les nutritionnistes peuvent également faire passer ces tests à leurs clients, afin de les aider à prendre conscience d'un problème qui les handicape.

Pour vous aider à savoir si vous souffrez d'un trouble alimentaire, je vous invite à faire le test SCOFF[1], qui se trouve facilement sur Internet. Fiable et rapide à réaliser, ce test vous donnera l'occasion de faire le point. Bien sûr, comme tous les outils diagnostiques, il n'est pas parfait. Si vous refusez l'idée que vous puissiez souffrir d'un trouble du comportement alimentaire, par exemple, il est possible que le test ne vous apprenne rien. Cependant, ce test peut vous permettre de modifier votre perception et vous rendre à l'évidence. Accepter l'idée qu'on souffre d'un TCA ouvre la porte à la guérison et peut permettre de se libérer des peurs, des souffrances et des risques qu'il représente pour la santé, et ce, à tout âge.

Avant d'aller plus loin, je vous invite à comptabiliser les réponses positives et négatives obtenues lors de votre test. Si vous comptez au moins deux réponses positives, vous pourriez souffrir d'un TCA. Dans ce cas, mieux vaut en avoir le cœur net et consulter un spécialiste, plutôt que de laisser un trouble alimentaire dicter votre vie.

Les 4 catégories de troubles du comportement alimentaire

IL EXISTE 4 CATÉGORIES DE TROUBLES DU COMPORTEMENT ALIMENTAIRE :

▌ L'ANOREXIE,

▌ LA BOULIMIE,

▌ L'HYPERPHAGIE BOULIMIQUE ; ET

▌ LES TROUBLES ALIMENTAIRES NON SPÉCIFIQUES.

▌ **1.** *L'anorexie et la boulimie sont les troubles du comportement alimentaire les plus étudiés et les mieux répertoriés en médecine.* Ces dernières années, grâce aux médias qui ont mis en lumière le problème de maigreur chez les jeunes mannequins et les athlètes de haut niveau, l'anorexie compte parmi les troubles du comportement alimentaire relativement bien connus du grand public.

---

1   Le test SCOFF, composé de cinq questions simples, permet de détecter la présence éventuelle d'un trouble du comportement alimentaire chez un patient.

Cette condition se caractérise par un refus de manger et une déformation de l'image corporelle. Les personnes – neuf filles pour un garçon – qui vivent avec un trouble alimentaire se voient continuellement trop grosses, bien qu'elles soient dans un état de maigreur pathologique. Environ 1% de la population en souffre, ce n'est pas rien!

2. *La boulimie, elle, se caractérise par des pulsions alimentaires non contrôlées, associées à des comportements compensatoires destinés à reprendre le contrôle sur son poids.* Les personnes boulimiques peuvent se faire vomir par différents moyens, intensifier leurs entraînements sportifs pour brûler des calories, prendre des médicaments coupe-faim pour limiter la prise alimentaire après un épisode compulsif, ou des laxatifs et des diurétiques, se mettre au régime quelques jours, etc. Comme l'anorexie, la boulimie touche très majoritairement les femmes et atteint environ de 2 à 5% de la population.

3. *L'hyperphagie boulimique[2], un autre trouble du comportement alimentaire, se caractérise par des épisodes compulsifs de prise alimentaire* (à l'instar de la boulimie) *sans comportements de restriction ou de contrôle* (à l'inverse de la boulimie). Les personnes souffrant d'hyperphagie boulimique ne cherchent donc pas à se faire vomir ou à contrôler leur poids par des entraînements sportifs draconiens ou des régimes prolongés. Pour cette raison, l'hyperphagie boulimique se voit souvent associée à l'obésité.

L'hyperphagie boulimique est reconnue comme TCA dans la nouvelle version du *Diagnostic and Statistical Manual of Mental Disorders* (DSM-5), la référence principale des psychiatres, depuis 2013 seulement. Pas facile d'accepter qu'un trouble, longtemps considéré comme lié à un manque de volonté, devienne du jour au lendemain une pathologie reconnue. Aussi, ce récent changement de statut n'a pas fait l'unanimité dans le monde médical. Pour ma part, je me range du côté des praticiens qui se réjouissent de cette évolution,

83

2　«Les critères diagnostiques de l'HB selon le *Diagnostic and Statistical Manual of Mental Disorders* (DSM-5, American Psychological Association, 2013) spécifient que les individus doivent faire l'expérience d'une orgie alimentaire en moyenne au moins une fois par semaine sur une période de trois mois. Une orgie doit être caractérisée par ces deux énoncées 1) Manger dans une période de temps donnée (par ex.: deux heures) une quantité de nourriture inhabituellement grande et 2) un sentiment de perte de contrôle pendant ces épisodes (par ex.: sensation de ne pas pouvoir s'arrêter de manger) et que ces orgies alimentaires doivent être associées à au moins trois des critères suivants: a) manger plus rapidement que d'habitude, b) manger jusqu'à ressentir de l'inconfort physique, c) manger une grande quantité de nourriture même sans avoir faim, d) manger souvent seul à cause de l'embarras associé à la nourriture et e) vivre des sentiments de dégoût, de culpabilité et de déprime après une orgie alimentaire. Les orgies alimentaires causent une détresse marquée et ne sont pas compensées par des comportements inappropriés tels que faire des purges, des jeûnes ou de l'exercice physique excessif.» (http://bodymatters.com.au)

car manger à l'excès sans pouvoir s'arrêter, au point d'en ressentir une grande honte et une forte culpabilité, ne constitue pas un comportement normal. Que l'hyperphagie boulimique, plus présente encore dans la population que l'anorexie et la boulimie, soit enfin considérée comme un TCA insuffle l'espoir de pouvoir mieux prendre en charge les personnes qui en souffrent.

Les chiffres concernant l'hyperphagie boulimique sont d'ailleurs alarmants : de 30 à 50 % des personnes qui présentent un surpoids important en souffriraient. Parmi elles, deux hommes pour trois femmes. Ces personnes n'ayant jamais été reconnues comme malades jusqu'à présent, elles étaient pour la plupart livrées à elles-mêmes sans aucune aide médicale pour s'en sortir. Avec le DMS 5, on peut espérer que les choses évolueront et que ces personnes trouveront, auprès des professionnels de la santé, l'écoute et la reconnaissance face leur problème.

▌**4.** *Enfin, les troubles alimentaires non spécifiques représentent une dernière catégorie importante, car ils englobent tous les cas non diagnostiqués comme de l'anorexie, de la boulimie ou de l'hyperphagie boulimique.* Pour autant, ils n'en causent pas moins des désordres intenses, pernicieux et dévastateurs. Du fait que cette catégorie soit moins bien identifiée que les trois premières, elle passe souvent inaperçue.

On recense aujourd'hui, aux États-Unis, plus de 10 millions de personnes souffrant de troubles du comportement alimentaire. Au Québec, on en compterait 30 000, selon l'Institut universitaire en santé mentale. D'après moi, ce nombre pourtant considérable ne témoigne pas de la réalité. J'y vois plutôt la pointe de l'iceberg, étant donné la difficulté à diagnostiquer un TCA dans une société comme la nôtre, qui banalise les comportements malsains vis-à-vis de la nourriture. Quand on sait que 60 % des femmes présentent des comportements alimentaires pathologiques aux États-Unis, que le trouble survient vers l'âge de 15 ans et que les femmes représentent la moitié de la population, on parle plutôt de 75 millions de personnes touchées par ce type de souffrances. Aussi, on constate que de plus en plus d'hommes souffrent de TCA divers, mais les femmes représentent la majorité des cas diagnostiqués, à cause de leur forte propension à consulter en cas de problème.

Face à un tel constat, il y a lieu de s'inquiéter quant à la manière dont notre société gère la croissance de l'obésité au sein de la population. Quelle solution avons-nous trouvée ? Vendre des régimes miracles, alors que ce sont précisément eux qui alimentent les troubles du comportement alimentaire. En d'autres termes, le chat se mord la queue. Comme je l'ai mentionné dans le chapitre 1, non seulement les restrictions alimentaires ne font pas maigrir, mais elles engendrent des troubles dans la mesure où les personnes soumises à des régimes (souvent à répétition) développent toutes sortes de comportements pathologiques face à la nourriture et à leur corps, à coup de «Je dois faire attention», «Demain, c'est décidé, je me contrôle» ou «Je dois faire preuve de plus de volonté». Cette recherche de contrôle est, de l'avis de nombreux chercheurs, la voie accélérée pour développer un trouble du comportement alimentaire.

Mais la quête de contrôle n'explique pas tout. Pour développer un TCA, deux autres éléments entrent en jeu, disent les spécialistes: un déficit d'estime de soi et un premier régime. Pensez-y! Entre la quantité de gens qui manquent de confiance en eux et tous ceux qui se trouvent trop gros, on parle d'un nombre important de personnes potentiellement atteintes d'un TCA! Rien qu'au Canada, si l'on additionne les personnes adultes souffrant d'anorexie (1%), de boulimie (5%), d'hyperphagie (5%) et de troubles alimentaires non spécifiques (10%), cela représente environ 20% de la population.

N'est-il pas grand temps qu'on commence à s'ouvrir les yeux et qu'on prenne en considération les troubles du comportement alimentaire et le danger qu'ils posent en matière de santé publique? Comment peut-on encore imaginer qu'avoir recours à toujours plus de régimes, toujours plus de contrôle en viendra à enrayer la progression de l'obésité dans la société, alors que ce sont précisément les restrictions alimentaires liées aux régimes et le principe même de contrôle qui engendrent des troubles du comportement alimentaire chez les personnes fragilisées par un manque d'estime d'elles-mêmes?

Quand tout bascule...

Les TCA qui surviennent de façon spontanée, à l'image d'une digue fragilisée par le temps qui cède sous l'usure, s'expliquent souvent par une combinaison de plusieurs facteurs, soit héréditaires, sociaux, psychologiques ou autres. Si vous souffrez d'un TCA, l'évènement qui vous a fait basculer de l'autre côté de la « normalité » est probablement gravé dans votre mémoire, tel un souvenir amer que vous gardez enfoui au plus profond de vous.

Une phrase assassine d'un proche, un commentaire dévastateur, un régime qui dérègle le métabolisme : il faut peu de choses pour déclencher un trouble du comportement alimentaire. Dans la plupart des cas, l'évènement déclencheur a lieu à l'adolescence, l'une des périodes les plus déterminantes dans notre développement.

Si on parlait autrefois de « l'âge ingrat » pour référer à l'adolescence, ce n'est pas par pur hasard. L'adolescence constitue une période difficile à tous points de vue. C'est l'âge des premières expériences amoureuses, où les amis prennent toute la place et où la peur du rejet pèse très fort. C'est également la période où le corps est soumis à de grands changements hormonaux et où les formes apparaissent chez les jeunes filles. Par crainte de devenir « une femme » et par honte de voir leur corps se métamorphoser, certaines peuvent refuser cette évolution et mettre en place toutes sortes de comportements (par exemple, arrêter de manger) afin de contrer leur développement. Les garçons, de leur côté, peuvent eux aussi adopter des comportements excessifs, comme se défoncer dans l'entraînement physique pour se donner l'impression de contrôler les changements qui s'opèrent en eux : mue de la voix, poussée de testostérone, croissance rapide, développement de la masse musculaire.

S'investir dans des activités sportives et artistiques où la minceur est de mise, telles que la danse classique, la gymnastique ou les sports acrobatiques, peut également, de manière insidieuse, mener les jeunes filles vers des TCA. De nombreuses gymnastes et danseuses étoiles ont témoigné des restrictions alimentaires sévères qu'elles se sont infligées pour maintenir coûte que coûte un poids plume. Un contrôle absolu qui ne laissait aucune place à la fantaisie !

Cela me ramène à ma propre expérience, lorsque jeune je faisais de la danse classique. J'ai commencé mes classes de ballet à l'âge de 10 ans, initialement pour améliorer mes performances en gymnastique. Je me préparais à l'époque aux Jeux du Québec. La professeure de ballet, qui avait remarqué chez moi certaines prédispositions, s'était mis en tête de me pousser vers une carrière en danse classique ; disons qu'elle avait de grandes ambitions pour moi et me voyait ballerine. Jusqu'au jour où la réalité s'en est mêlée ! J'avais 14 ans, j'étais inscrite en sport-études au secondaire et je consacrais 13 heures par semaine à mes cours de danse.

Dès la première année du secondaire, au mois de septembre, le professeur de ballet avait l'habitude de faire un tour de classe pour repérer les élèves qui devaient, selon elle, perdre du poids. La scène était plutôt humiliante : devant tout le monde, elle montrait l'enfant du doigt et lui annonçait, à vue de nez, le nombre de livres qu'elle devrait perdre. Avec le recul, je me souviens avoir entendu des énormités, comme la fois où une petite fille de 12 ans s'était fait dire qu'elle devait perdre 20 livres !

Quand mon tour arrivait, je serrais les dents, de peur de me faire remarquer et critiquer. Par chance, j'étais mince et conforme aux exigences du professeur, de sorte que j'ai échappé à son verdict redoutable, à tout le moins la première année. Un sort que m'enviaient mes camarades ; nous étions en effet peu nombreuses à être acceptées telles que nous étions, de mémoire trois fillettes sur une bonne vingtaine...

Un médecin dépêché par la commission scolaire venait nous rendre visite régulièrement et – j'en ai pris conscience plus tard – avait pour mission d'évaluer notre taux de gras, afin de repérer celles enclines à souffrir d'un TCA et qui mettaient leur croissance en danger. Chaque année, le professeur nous lançait une mise en garde contre ce médecin qu'elle considérait comme un intrus dans le milieu du ballet classique. Elle nous demandait de ne pas tenir compte de ses propos, et nous, élèves naïves et obéissantes, adhérions à sa façon de voir les choses. Comme elle, nous considérions que le médecin ne connaissait rien à la danse et qu'il n'avait rien à dire concernant notre poids.

Un jour, j'avais alors 12 ans, quand mon tour est arrivé pour me faire « évaluer », j'ai senti que le médecin avait, au contraire de ce que j'avais pensé jusqu'alors, une attitude bienveillante. Quand je suis entrée dans son bureau, il ne m'a pas vraiment posé de questions. Il m'a mesurée et pesée, et d'un air grave m'a annoncé que j'étais mince, même très mince. Puis il a ajouté, comme pour me faire sentir son inquiétude, qu'il n'avait jamais vu d'enfant aussi mince que moi. Pourtant, je mangeais de façon intuitive, je ne me privais de rien et je n'avais d'ailleurs aucune idée de mon poids. Je dansais, un point c'est tout. À la fin de la consultation, le docteur m'a quand même regardée droit dans les yeux et m'a lancé : « Tu dois faire attention. » C'était tout.

La consultation s'est terminée ainsi ; pas d'autres rendez-vous prévus, pas de question sur ma manière de manger, rien. Voilà comment on prévenait les TCA à l'époque ! Est-ce qu'on pensait qu'il suffisait de dire à une jeune fille de faire attention pour l'alerter d'un trouble éventuel ? Le médecin ne savait-il donc pas faire la différence entre une minceur naturelle et un trouble du comportement alimentaire ? De quoi vous laisser perplexe ! Mais est-ce mieux aujourd'hui ? Je ne me fais aucune illusion, le milieu du sport et de la danse a peu évolué. Dans la grande majorité des cas, les entraîneurs et les élèves vivent en vase clos, et les adultes règnent en rois et maîtres selon les aveux des nutritionnistes en sport.

Après la consultation, quand je suis retournée dans ma classe de ballet, j'ai répété au professeur ce que le médecin m'avait dit. J'étais un peu traumatisée, mais mon professeur a jugé bon de minimiser les propos du médecin. Avec de grands mouvements de bras comme pour balayer l'air de ses pensées dérangeantes, elle m'a dit sur un ton un peu exaspéré de ne pas m'en faire : mon poids était bien correct.

Bien sûr, dans mon cas, c'était vrai. Mon poids était tout à fait correct. Mais qu'en était-il des autres fillettes qui, elles, avaient déjà peut-être entamé leur descente aux enfers ? Peut-être étaient-elles déjà marquées au fer rouge par une remarque acerbe du professeur ? Rien en tout cas ne les incitait à la confidence, surtout pas le bureau froid et impersonnel du médecin de l'école.

C'est l'année suivante que tout a basculé et que s'est modifié à jamais le rapport que j'entretenais avec mon corps. J'avais 14 ans, je sortais de l'enfance et mon corps se transformait à vue d'œil. Mon reflet dans les miroirs de la salle de danse ne laissait aucun doute, ma morphologie changeait du tout au tout : j'avais grandi d'un grand coup et mes hanches s'étaient élargies. Ce qui devait arriver arriva. La sentence est tombée comme un couperet : « Cinq livres à perdre », m'a annoncé mon professeur de danse en pointant mes fesses ! Pour moi qui avais toujours bénéficié d'une immunité contre ce genre de commentaires, c'était la fin du monde. Comment perdre cinq livres ? Et pourquoi cinq ? Est-ce que j'allais être correcte pour la professeure en perdant ces cinq livres ? C'est à ce moment que j'ai décidé de me priver de nourriture. Mon plan était tout tracé : j'allais manger très peu jusqu'à ce que la professeure me dise que j'avais assez maigri. Mais ma privation a été brève. Mon amie de l'époque, Geneviève Guérard, inquiète de voir que je ne voulais plus manger, m'a un jour menacée de ne plus m'adresser la parole si je ne reprenais pas une alimentation normale. Comme je la sentais sincère et que je tenais à notre amitié, j'ai laissé tomber mon régime.

Il faut dire que l'état de faiblesse et de frustration dans lequel je subsistais n'avait rien d'agréable. Je me souviens un jour, en marchant dans la caféteria après avoir mangé mon maigre repas de légumes, je m'étais mise à rêver que je sautais de table en table pour finir les restes que les autres élèves avaient laissés dans leurs assiettes. J'avais tellement faim ! Affaiblie par le manque de nourriture, j'avais souvent mal à la tête, je me sentais lasse tout le temps et mes cours devenaient de plus en plus difficiles à suivre. Grâce à l'aide de mon amie, j'ai arrêté de m'infliger pareille souffrance. Je me suis remise à manger à ma faim.

Ne ressentant plus aucun plaisir à danser, j'ai décidé de quitter la pension où j'étais et de retourner vivre chez mes parents. C'était la fin de mon aventure de future danseuse étoile. Quelques années plus tard, par hasard, j'ai croisé Geneviève qui m'a confié que mes collègues de classe ayant continué le ballet avaient presque toutes souffert d'un TCA vers l'âge de 16 ans. Ça ne m'a pas étonnée.

Pour ma part, le court épisode de régime que j'ai connu à l'adolescence a suffi pour transformer le rapport sain que j'entretenais avec mon corps. À partir de ce jour, je n'ai plus jamais regardé mon corps sans le trouver trop gros. Je ne me suis plus jamais sentie aussi bien qu'avant.

Mon expérience est extrêmement courante et révélatrice de ce que vivent un grand nombre de jeunes filles. La psychologue Annie Aimé, professeure et cofondatrice d'Imavi, clinique spécialisée dans les problèmes de poids, d'alimentation et d'image corporelle sise à Gatineau, affirme que l'insatisfaction corporelle peut apparaître aussi tôt que vers l'âge de quatre à six ans. Comment ne pas s'inquiéter de voir que des enfants d'un si jeune âge vivent déjà sous l'emprise du contrôle de leur poids et de leur alimentation ? Imaginez ce que cache leur développement émotionnel! Car, inévitablement, qui dit contrôle, dit aussi perte éventuelle de contrôle, avec l'effet boomerang dévastateur qui l'accompagne. Ces fillettes sont-elles de futures femmes qui vont se battre avec leur poids toute leur vie?

Un malheur n'arrive jamais seul

Une maladie se manifeste rarement seule. En effet, de nombreux problèmes de santé accompagnent en général une pathologie. Par exemple, une personne diabétique présente souvent un taux de cholestérol élevé, on parle alors de comorbidité. Comme pour les maladies physiques, il en va de même pour les maladies mentales, dont les TCA.

Nous savons sur le plan scientifique que la privation extrême, telle que la famine, crée des problèmes de santé à différents égards. Or, n'allons pas nous le cacher, les personnes qui suivent des régimes draconiens se trouvent quelquefois dans des états de dénutrition proches de la famine. Ces personnes peuvent alors faire face à des problèmes divers, entre autres cardiaques, à cause de la diminution de leur masse musculaire.

C'est souvent pour des causes indirectes que les gens se retrouvent un jour dans le cabinet d'un médecin, d'un psychologue ou d'une nutritionniste. Ils souffrent de divers maux et omettent généralement de mentionner le fait qu'ils sont touchés par un trouble du comportement alimentaire. Soit parce qu'ils l'ignorent, soit parce qu'ils ne sont pas prêts à confronter le problème ou encore parce qu'ils ont honte d'en parler.

Du côté médical, soigner des TCA représente aussi un défi, tous n'étant pas aptes à prendre en charge ce genre de problème. En effet, un spécialiste en santé mentale peut être très compétent pour traiter une dépression majeure, un trouble obsessif-compulsif (TOC), des problèmes de toxicomanie ou d'anxiété, mais incapable d'aider son patient aux prises avec un trouble alimentaire. Combien de clientes m'ont raconté que leur thérapeute leur avait recommandé d'éviter d'acheter certains aliments si elles n'étaient pas capables de se contrôler! Ce type de conseil naïf est surprenant, mais fréquent, de la part de spécialistes.

Rappelons-nous, de 90 % à 95 % des personnes qui suivent un régime reprennent du poids et sont capables de se remémorer tous les préceptes alimentaires des multiples régimes qu'elles ont suivis. Elles se retrouvent donc dans une confusion totale par rapport à leur alimentation.

La faute à qui ?

On a beaucoup écrit sur les origines familiales des TCA : les familles de milieu aisé, exigeantes et avec de grandes aspirations pour leurs enfants, favoriseraient l'émergence de TCA ; les parents en surpoids auraient des enfants en surpoids ; les enfants nés prématurément seraient plus à risque, etc.

Or, d'après le Dr Garner[3], aucune de ces suppositions ne tient la route. Selon lui et d'autres experts (ce que je peux confirmer à travers mon expérience), il ne semble y avoir aucun type familial qui « génère » ou « fabrique » des enfants enclins, une fois adultes, à mener un combat contre la nourriture et leur corps. Pas besoin donc d'aller chercher des explications du côté de la généalogie ou de la méthode d'éducation ! La privation est, toujours selon le Dr Garner, le principal facteur d'émergence d'un TCA, idée largement acceptée aujourd'hui par la communauté scientifique.

91

Pour trouver le lien entre l'apparition d'un TCA et les origines familiales, il faut plutôt chercher du côté du modèle parental : grandir par exemple au contact d'un parent qui est constamment au régime ou qui fait des commentaires critiques sur le corps ou celui de son enfant, constitue un facteur certain, favorisant l'apparition d'un trouble du comportement alimentaire.

Mais attention à la culpabilisation ! Si vous avez des enfants et que vous pensez souffrir d'un TCA, je vous invite fortement à lire mon livre *Mangez, un jeu d'enfant*. Vous y trouverez toutes les clés pour aider votre enfant à manger de manière simple et intuitive. Si je vous recommande cette lecture, c'est parce qu'on ne dira jamais assez l'importance de protéger les enfants contre toutes

---

3 M. Garner, Ph. D., est directeur administratif du River Centre Clinic et directeur scientifique de la River Centre Foundation. Il est l'un des premiers à avoir sonné l'alarme et mis en garde contre les privations qui peuvent conduire aux troubles alimentaires. Aujourd'hui, tous les spécialistes abondent dans son sens, mais dans les années 1970, c'était loin d'être le cas.

formes de relation tordue qu'ils peuvent développer à leur insu vis-à-vis de la nourriture et de leur corps. Grâce aux nouvelles connaissances dans la lutte contre les TCA, nous savons qu'il vaut mieux éviter les problèmes avant qu'ils ne surgissent. Soyez vigilant, car rien n'est plus douloureux pour un parent que de réaliser qu'il a favorisé, sans le savoir, le développement d'un trouble du comportement alimentaire chez son enfant.

Mais rassurez-vous aussi : les enfants naissent sans TCA, ils savent spontanément reconnaître les signaux de faim et de satiété, et ils ne sont obsédés ni par leur poids ni par leur corps. Vous pouvez donc leur accorder une entière confiance. Si cela vous semble difficile et que vous êtes tenté de contrôler leur alimentation, je vous suggère de vous plonger plus que jamais dans la deuxième partie de ce livre : vous y trouverez toutes les solutions pour laisser parler vos émotions. Le résultat sera doublement bénéfique : vous cesserez de vous battre contre vous–même et vous y verrez plus clair dans l'éducation alimentaire de vos enfants.

En résumé

*Le soir représente la période de
la journée la plus critique pour les
personnes qui mangent leurs émotions.
C'est en rentrant chez elles que certaines personnes se mettent souvent à manger de manière
compulsive, pour nier ou anesthésier les émotions
envahissantes, douloureuses ou troublantes qui se
sont accumulées pendant la journée. C'est aussi un
moyen de se faire plaisir en mangeant les aliments
qu'elles aiment. En effectuant un travail d'introspection
qui consiste à les repérer, puis à les
laisser monter et descendre en soi comme autant
de vagues émotionnelles, on peut petit à petit arriver à
briser l'emprise de l'alimentation compulsive. Encore faut-il
accepter d'ouvrir la boîte aux émotions et de les accueillir
telles qu'elles se présentent à nous, positives comme négatives.*

93

*D'une manière plus large, manger ses émo-
tions peut relever de différents troubles du
comportement alimentaire (TCA) bien
connus. Grâce au test SCOFF, vous
pouvez évaluer rapidement si vous
souffrez d'un éventuel TCA. Cette
prise de conscience est essentielle
pour entamer un travail de guérison
qui, de l'avis de tous les spécialistes,
passe avant tout par le refus de s'infliger des restrictions alimentaires draco-
niennes. Apprendre à surfer sur les vagues
d'émotions qui émergent à votre insu et
sans prévenir, voilà la voie que je vous invite à suivre
dans la deuxième partie de ce livre.*

«*Je voulais* mourir à *petit feu.*»

Claudia Marques

laudia Marques, animatrice à la radio et à la télévision, a souffert d'anorexie et de boulimie à la fin de son adolescence. Aujourd'hui maman de deux enfants, elle témoigne de la manière dont la nourriture a pris le contrôle de sa vie. Et elle nous raconte comment elle s'en est sortie.

Quand j'étais au primaire, j'ai énormément souffert d'intimidation. J'avais un surplus de poids, je portais des lunettes, j'aimais l'école et j'étais nulle en sport: j'étais la cible idéale! Les autres élèves me disaient que je n'étais pas belle, ils riaient de moi et j'étais toujours la dernière choisie dans les équipes de sport. Bref, j'étais la risée de tout le monde. Au point où un jour, après l'heure du dîner, une gang s'est rassemblée dans la cour pour me chanter: «Tout le monde te déteste, va-t'en; tout le monde te déteste, va-t'en.»

Pourtant, je ne manquais pas de confiance en moi. Je me trouvais intelligente et, quand je me regardais dans le miroir, je ne voyais pas la même chose que les autres: je me trouvais très jolie. C'est certainement grâce à cela si, quelques années plus tard, j'ai pu passer au travers de ce qui m'attendait.

Après cet épisode traumatisant, j'ai voulu changer d'école, mais mes parents ont refusé. Selon eux, je devais affronter la situation et ne pas me laisser atteindre par la méchanceté. Ils me disaient qu'elle se présenterait ailleurs, plus tard, autrement.

À la fin du troisième secondaire, j'ai cependant changé d'école pour des raisons administratives. C'était l'été, j'ai commencé à prendre soin de moi, à perdre un peu de poids et, curieusement, je suis devenue une fille populaire! Pourtant, j'étais toujours la même personne dynamique qui aimait l'école et qui était nulle en sport. J'en ai vite déduit que, pour avoir des amis, il faut être jolie et mince. J'avais mis le doigt dans l'engrenage.

Quand je suis entrée au cégep, tout a basculé. J'avais 19 ans. Je suis partie avec mon petit copain en Californie. Comme tous les étudiants, on était cassés et on dépensait très peu d'argent pour manger. Forcément, j'ai perdu une

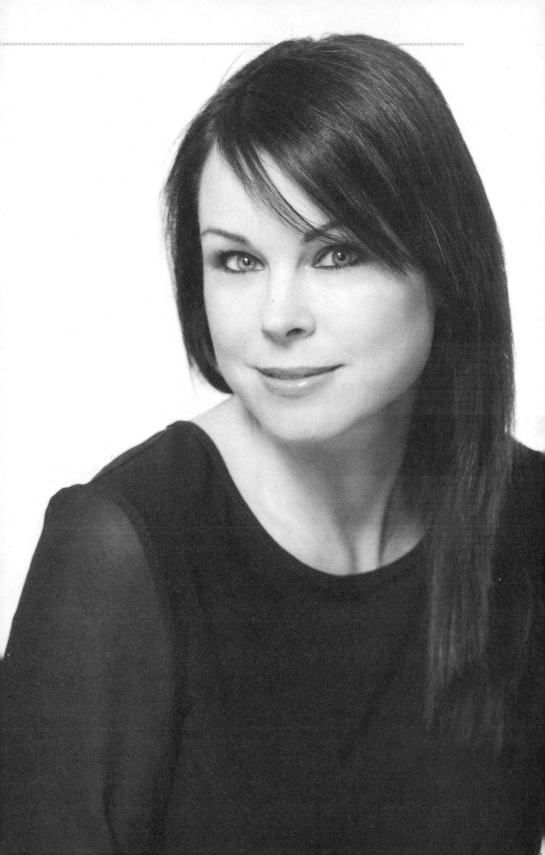

dizaine de livres en deux semaines. À mon retour, tout le monde me disait combien la perte de poids m'allait bien, ce qui me donnait raison : mieux valait être mince et jolie quand on voulait être reconnue socialement.

C'est donc par choix que j'ai continué à perdre du poids. Sauf que, petit à petit, la restriction alimentaire a pris le contrôle de ma vie : je ne mangeais plus qu'une barre multigrain par jour tout en m'exerçant au gym de une à trois fois par jour. Après quelques semaines de diète sévère, je passais par une phase de gavage. Pendant une heure, je dévorais tout ce que je trouvais dans la cuisine. Évidemment, je me sentais tellement mal physiquement que je me faisais vomir immédiatement après. Ça a duré jusqu'à ce que j'aie 22 ans.

C'est sûr que j'ai manipulé plusieurs personnes, à commencer par mes parents, à qui je mentais régulièrement : je leur disais que j'avais mangé au cégep ou chez une amie, je laissais traîner sur le comptoir de la cuisine un grand verre dans lequel j'avais versé du lait pour leur faire croire que je l'avais bu, je mangeais très lentement pour manger le moins possible, etc. Jusqu'au jour où mes parents se sont rendu compte que quelque chose n'allait pas. On a alors commencé à en parler, mais nos échanges ressemblaient à des dialogues de sourds : ils ne comprenaient pas pourquoi je me voyais si grosse et si laide, alors qu'eux me voyaient si jolie! En réalité, je voulais disparaître et je me

comportais comme quelqu'un qui cherche à mourir à petit feu.

Un soir, un de ces nombreux soirs où l'on parlait de mon mal-être, ma mère, à bout de souffle, a fondu en larmes – une des rares fois où elle a pleuré dans sa vie –, et elle m'a dit que si elle pouvait s'arracher les yeux et me les donner pour que je me voie avec ses yeux à elle, elle le ferait. J'ai été profondément touchée par son désarroi et sa souffrance.

C'est à partir de ce jour-là que j'ai décidé de consulter. Ma thérapie a duré six mois, ce qui était court. Je connaissais les raisons qui m'avaient amenée à cette maladie, je devais en revanche acquérir les outils pour accepter que ce trouble fasse partie de ma vie. Et je devais surtout apprendre à m'en sortir.

Je m'en suis sortie. J'ai travaillé fort sur moi et, aussi curieux que cela paraisse, j'ai été en partie sauvée grâce à une chienne que j'avais trouvée dans la rue – c'était en 1998, au moment de la crise du verglas. C'est aussi à cette période que j'ai décidé d'étudier en radio et télévision. Une passion, mais aussi un défi pour moi, qui étais tellement sensible à l'image que je projetais et au rejet.

Aujourd'hui, je suis libérée de l'emprise de la nourriture, mais je suis encore fragile. Par exemple, après la naissance de mes enfants, j'ai trouvé difficile d'accepter mon nouveau corps. J'ai été tentée de retomber dans le contrôle alimentaire, mais je suis vigilante ; et mon mari aussi!

Chapitre

qu'est-ce
que
la faim ?

 u'est-ce que la faim ? Comment la reconnaît-on ? À quel moment s'arrêter ? Comment reconnaître les signaux de satiété ? Autant de questions fondamentales sur lesquelles il est bon de revenir.

Prendre conscience des différentes fonctions de l'alimentation permet de détecter les possibles dysfonctionnements en soi et de ne jamais oublier que retrouver le plaisir de manger chaque jour, à sa faim, est l'ultime objectif.

Manger pour vivre

Il faut manger pour vivre et non pas vivre pour manger. Reconnaître que la fonction biologique de l'alimentation prime n'est plus si évident. Quand on a passé des années à se priver pour perdre du poids et qu'on a élaboré toutes sortes de stratégies pour renforcer sa détermination, on peut nager en pleine confusion, au point de penser que manger relève d'un manque de volonté.

Mes clients expriment souvent du mépris envers les personnes incapables de se contrôler et qui succombent au plaisir et au besoin de manger. Au cours des premières rencontres, personne n'ira avouer explicitement son dégoût à l'idée de se laisser aller à manger, mais une sorte de fierté d'être capable d'auto-contrôle est souvent perceptible. Comme si manger n'était pas vraiment important ; ou, pire, comme si cette réalité de la vie purement biologique ne suscitait aucun intérêt. Combien de fois ai-je entendu mes clients me dire que si une pilule existait pour remplacer les repas, ils la prendraient sans hésitation !

Pourtant, on ne vit pas d'amour et d'eau fraîche. Pour vivre en bonne santé, il nous faut consommer des aliments qui fournissent tous les nutriments dont notre corps a besoin. Sans entrer dans les détails, j'aimerais rappeler que nous sommes comme des moteurs qui ne fonctionnent pas sans le bon carburant. Mettez du gasoil à la place de l'essence dans votre voiture, vous encrassez le moteur et elle ne démarre plus. Il en va de même pour nous : notre corps, et en particulier notre cerveau, ne peut bien fonctionner sans le bon carburant.

Le carburant dont nous avons besoin se résume aux lettres GPL : glucides, protéines et lipides. Ce sont les nutriments que l'on retrouve dans les aliments. Toute la diversité alimentaire se résume à ces trois nutriments seulement. Ne cherchez pas, il n'y en a pas d'autres.

Un rappel de l'apport de chacun de ces nutriments n'est peut-être pas superflu. Les *glucides* servent essentiellement de réserve énergétique et notre cerveau fonctionne uniquement au glucose ; donc, sans eux on se décharge comme une pile électrique. Les *protéines* permettent essentiellement de fortifier les muscles et de fabriquer les hormones, ce qui est fondamental. Quant aux lipides, ils permettent la fabrication du cholestérol, présent dans chaque cellule du corps, et le maintien de la température corporelle ; ils servent aussi de transporteurs pour certaines vitamines solubles dans le gras et utiles à la coagulation sanguine, entre autres. Glucides, protéines et lipides forment donc les trois familles de nutriments que nous devons consommer pour nous maintenir en santé.

Quand j'évoque un bon état de santé générale, je fais allusion autant à la santé physique que psychique ou mentale. Il est grand temps que le domaine de la nutrition commence à s'intéresser à la santé psychique car, à force de ne considérer que l'aspect purement physique (comme en médecine, d'ailleurs), on passe à côté de l'essentiel : à savoir que le physique et le mental ne font qu'un. Ce concept d'unité est bien connu dans la médecine orientale, en particulier chinoise, et je trouve que notre conception occidentale devrait s'en inspirer davantage. C'est pourquoi je considère la santé comme un équilibre entre l'aspect physique ou anatomique, et l'aspect émotionnel ou mental.

Selon l'association française GROS[1], le Dr Jan Chozen Bays, auteur de *L'alimentation en pleine conscience*, ainsi que les nombreuses études menées par la chercheuse américaine Leann Birch[2] tendent à démonter que le corps est capable de réguler ses apports alimentaires, pas seulement en terme de calories, mais aussi en nutriments, vitamines et minéraux. Il est donc suffisant d'écouter son corps afin d'équilibrer naturellement tous ses apports nutritionnels. Si on

---

1 Le Groupe de Réflexion sur l'Obésité et le Surpoids regroupe des thérapeutes d'horizons divers (médecins généralistes et spécialistes, psychologues, diététiciens, professionnels des soins paramédicaux) issus de diverses écoles et ayant comme dénominateur commun de s'occuper de personnes vivant des difficultés relativement à leur poids et à leur comportement alimentaire.

2 Katie DISANTIS et autres, « Plate Size and Children's Appetite: Effects of Larger Dishware on Self-Served Portions and Intake », *Pediatrics*, 131(5), avril 2013, p. 1451-1458.

écoute son corps, ce dernier nous conduira spontanément vers les aliments dont il/on a besoin. Inutile alors d'angoisser et de chercher à tout contrôler pour atteindre le bon équilibre entre glucides, protéines et lipides. D'ailleurs, Hippocrate, un docteur grec considéré comme le père de la médecine, n'a-t-il pas dit: «Que ton aliment soit ta seule médecine»? Eh oui, à l'époque antique déjà, on recommandait de manger pour rester en bonne santé!

Manger, fonction symbolique et sociale

Manger ne remplit pas qu'une fonction nutritive. Les notions de plaisir, d'échange et de sociabilité sont, de tout temps et dans toutes les cultures, associées à l'acte de manger. Imaginez fêter un anniversaire, un mariage, une naissance ou n'importe quel évènement sans manger! Que seraient Noël ou la veille du jour de l'An si on les fêtait seul sur un coin de table, avec pour menu des mets fades et insipides? Triste, n'est-ce pas? Manger procure donc des plaisirs, le plaisir de l'apaisement, le plaisir d'être à table en bonne compagnie, le plaisir de parler et d'échanger dans une ambiance détendue et joyeuse, le plaisir d'une table bien mise et accueillante, etc.

Pourtant, l'idée de plaisirs associés à la nourriture n'est pas toujours facile à accepter. D'une part à cause d'un fond culturel lié à la société judéo-chrétienne et, d'autre part, à cause des restrictions alimentaires auxquelles vous vous soumettez peut-être depuis de longues années. En conséquence, réintégrer la notion de plaisir dans vos habitudes alimentaires peut être un processus compliqué pour vous. Car si vous ne mangez plus par plaisir depuis longtemps, vous pouvez ressentir une double culpabilité: celle de manger alors que vous pensez que c'est mal et celle liée au pur plaisir que vous procure le fait de manger. Si vous pensez être dans ce cas de figure, ne vous inquiétez pas, vous trouverez au chapitre 7 un plan de match pour retrouver une relation alimentaire saine et surtout le plaisir de passer à table en toute sérénité.

Manger remplit une fonction symbolique qu'il faut bien saisir. On le sait intuitivement, le fait de manger fait appel à l'affectif et au sentiment de sécurité intérieure. Si vous avez des enfants, rappelez-vous ces instants de tétée quand ils étaient nourrissons et vous fixaient des yeux au moment du biberon? Qui n'a pas été impressionné par la puissance du regard d'un bébé concentré sur l'activité de manger?

Dès la naissance, l'alimentation comble un besoin plus profond que le maintien des fonctions vitales. En témoigne une étude réalisée au début du XXe siècle qui a cherché à évaluer les impacts de la négligence émotionnelle sur le développement des enfants[3]. L'étude a montré que l'attention et l'amour reçus par les nouveau-nés à la naissance sont essentiels à leur développement. C'est en effet grâce à ce lien affectif qu'ils peuvent développer un sentiment de sécurité intérieure leur permettant de grandir, de s'ouvrir aux autres et d'investir d'autres activités, lesquelles petit à petit supplanteront la nourriture comme activité et source d'apaisement. Mais si, avec le temps et pour diverses raisons, la nourriture reste le moyen principal pour eux de s'apaiser et de se sécuriser, ou si leurs parents les privent pour qu'ils perdent du poids, les enfants garderont le besoin de manger en situation de stress ou de débordement émotionnel. Une fois en place, ce mécanisme perdurera même à l'âge adulte. C'est ce que j'observe chez nombre de mes clients qui voient, dans leur compulsivité alimentaire, une recherche de réconfort et de refuge qu'ils ressentent depuis aussi loin qu'ils se souviennent.

Autre fonction de l'alimentation, la socialisation constitue autant un besoin qu'un plaisir. Assis autour d'un feu comme au temps de l'homme des cavernes, ou autour d'une table comme on le fait aujourd'hui, manger représente un acte social et d'échange. Offrir de la nourriture à des étrangers est d'ailleurs un rituel répandu à travers le monde. N'est-ce pas en guise de remerciement pour la nourriture que les Amérindiens ont offerte aux premiers colons que nous fêtons chaque année l'Action de grâce en Amérique du Nord? Manger tient donc lieu aussi d'acte social.

En fait, qu'y a-t-il de plus convivial que de manger en compagnie des autres? Il s'agit d'une telle évidence que, si vous devez vous isoler ou vous cacher pour manger, quelles que soient vos raisons, il faut vous questionner sur ce qui vous porte à adopter un tel comportement antisocial, qui n'est pas naturel. Au contraire, il est peut-être le signe d'une mauvaise relation avec la nourriture et, plus profondément, d'une mauvaise appréciation de vous-même. Une fois de plus, vous trouverez dans le plan de match du chapitre 7 les outils pour ressentir les émotions qui vous animent: est-ce la honte de votre désir de

101

---

3   M.D. AINSWORTH, «The Effects of Maternal Deprivation: A Review of Findings and Controversy in the Context of Research Strategy», in *Deprivation of Maternal Care: A Reassessment of Its Effects,* Public Health Papers, #14 Geneva, World Health Organization, 1962, p. 97-165.

manger qui vous incite à vous isoler ? Est-ce la peur d'être démasqué et jugé ?
Est-ce la tristesse de vous sentir différent ?

Si, au contraire, vous sentez qu'être en bonne compagnie vous galvanise et
qu'une fête fournit l'occasion de manger de manière excessive, il ne s'agit pas
tant d'un problème d'émotions que de privation. Mais comment expliquer
que vous puissiez manger à l'excès à cause d'un processus de privation ? En
fait, les occasions spéciales sont des moments où vous vous autorisez excep-
tionnellement à manger en trop grande quantité. Les raisons ne manquent
pas : vous le méritez bien, il faut bien avoir du plaisir dans la vie, vous vous
dites que de toute façon vous vous reprendrez en main dès le lendemain... Or,
ces permissions surviennent parce que vous passez probablement beaucoup
de temps à vous restreindre. Que vous y arriviez ou non, cela n'a pas d'importance. Le résultat est le même : dès que vous vous autorisez à manger, c'est la
débandade. Mauvaise stratégie, car les excès vous incitent à reprendre le
contrôle dans les jours qui suivent et à vous priver davantage (réellement ou
en ayant seulement l'intention de le faire) puisque vous avez eu le sentiment
d'abuser de la bonne chère.

102

La pulsion orale, moteur de la vie

Manger est donc non seulement essentiel, mais c'est aussi l'acte le plus
archaïque qui soit. Prenez le développement du fœtus, par exemple. À partir
du troisième mois de vie intra-utérine se mettent en place les réflexes de
déglutition et de succion. Pourtant, le fœtus n'a pas un besoin vital de manger,
puisqu'il se nourrit à travers le cordon ombilical. Les réflexes de déglutition et
de succion – porter son pouce à la bouche comme on a pu le voir sur certaines
échographies – sont donc dissociés du besoin de se nourrir. Il s'agit de mécanismes vitaux essentiels et nécessaires au bon développement du cerveau, au
même titre que le réflexe de respiration qui se déclenche à la naissance, lorsque
le bébé quitte le ventre de sa mère.

Le réflexe de tétée du nouveau-né montre aussi à quel point l'acte de manger relève d'une pulsion de vie fondamentale. À peine né, le nourrisson
cherche spontanément le sein de sa mère et prend le mamelon à pleine
bouche pour y extraire le colostrum, une substance riche en anticorps

produite au moment de l'accouchement. Par la suite, que l'enfant soit nourri au sein ou au biberon, il continuera à se nourrir de manière instinctive. Il réclamera à boire ou à manger lorsqu'il aura faim, à l'aide de signes explicites (pleurs, tête tournée sur le côté qui cherche le sein, succion de son poing ou de son pouce, mouvements de lèvres et de langue, etc.) et s'arrêtera lorsqu'il sera rassasié (l'enfant détourne la tête et rejette le sein ou le biberon).

Selon Marie-Josée Rainville, nutritionniste, les bébés peuvent prendre le sein même s'ils n'ont pas faim pour combler leur besoin de succion et ingérer un minimum de lait, car ils peuvent contrôler le débit du lait au sein – ce qui n'est pas possible avec un biberon. Il faut comprendre que la succion est, chez les bébés, un besoin indépendant de la faim. C'est pour eux un moyen efficace de se calmer et de se rassurer.

La pulsion orale liée à l'alimentation et au plaisir de la zone de la bouche prédomine dans les deux premières années de vie de l'enfant. Au cours de cette période, l'enfant développe toutes sortes de capacités cognitives et sensorielles liées à la pulsion orale. Il se met à babiller, parler, chanter, écouter, rire, sentir, regarder, différencier, explorer, ramper, marcher, courir, taper, caresser. À ce stade de son développement, tout est nourriture pour lui, qu'elle soit alimentaire, psychique ou sensorielle. Ne faisant pas la différence entre la nourriture et les émotions qu'il ingurgite, il peut alors refuser de s'alimenter ou limiter la prise alimentaire à un niveau minimum (c'est le cas des bébés anorexiques) si la charge émotionnelle de l'adulte qui prend soin de lui est trop lourde. Pour aider les parents à aider leurs enfants à entretenir une saine relation avec leur alimentation, j'ai écrit *Manger, un jeu d'enfant*.

103

La sensation de faim

De nombreux clients me confient souvent à quel point ils sont incapables d'identifier la sensation de faim. Ils ne savent plus ce que veut dire avoir faim. Si cela est votre cas, si vous avez l'impression de n'avoir jamais faim, deux explications s'offrent à vous : 1) vous avez suivi tellement de régimes différents que la faim ne se manifeste plus ; ou 2) vous mangez beaucoup ou souvent et n'avez effectivement pas faim au moment du repas. Le problème, c'est qu'en ne reconnaissant pas la sensation de faim vous pouvez penser qu'il faut manger sitôt que la sensation d'être «plein» disparaît, ce qui vous amène à grignoter toute la journée ou à manger de grandes quantités pour être repu jusqu'au prochain repas. Savoir tolérer l'état de vide est aussi important que reconnaître la satiété. On oscille constamment entre le vide (la faim) et le plein (la satiété).

Dans le cas des régimes, l'absence de signes de faim équivaut à un phénomène purement physiologique lié à une privation prolongée. Ne jamais ressentir la faim peut sembler bénéfique dans la mesure où l'on n'a pas à lutter contre une faim envahissante qui nous inciterait à dévorer, mais cette impression de confort masque une réalité moins rose: vous êtes constamment affamé. Si vous avez perdu la sensation de faim, sachez que manger toutes les trois heures est le meilleur moyen de la retrouver. Pour bien comprendre l'état de famine et ses répercussions sur vous, je vous invite à lire mon premier livre, *Mangez!*, et à pratiquer les exercices qui y sont proposés.

En cas de grignotage excessif, si vous mangez en excès parce qu'être plein est pour vous un état normal, il est certain que le fait de ne plus ressentir cet état de plénitude provoque en vous un inconfort émotionnel suffisant pour avoir envie de manger à nouveau, sans que vous en ayez d'ailleurs conscience. Le seul moyen d'en avoir le cœur net est de faire l'expérience de la privation momentanée. Voici donc ce que je vous propose: au lever un matin, au lieu de prendre votre déjeuner comme vous le faites habituellement, attendez de ressentir un creux au niveau de l'estomac – c'est un signe de faim – pour passer à table.

Attention, quand on ne sait pas bien les reconnaître, les signaux de faim peuvent être confondus avec d'autres sensations. C'est en effet souvent au même endroit que les émotions se manifestent. Alors, comment faire la distinction? S'il s'agit de la *faim*, il y a une évolution: la faim croît et la sensation de creux s'amplifie au point de devenir douloureuse. Quand vous attendez trop longtemps, vous devenez alors *affamé*. Cette sensation de faim intense est souvent celle que trop de gens confondent avec la faim. La sensation d'être affamé présente aussi d'autres symptômes, par exemple des tremblements, de l'irritabilité, des douleurs au niveau de l'estomac, des nausées, une fatigue passagère, une baisse de régime au niveau énergétique ou, au contraire, une excitation ou encore la mauvaise humeur. Ces symptômes sont extrêmes et il n'est évidemment pas souhaitable d'en arriver là avant chaque repas. Quand on est affamé, on saute sur la nourriture comme s'il n'y avait pas de lendemain. Il est donc difficile, voire impossible, d'arrêter au moment où le corps arrive à satiété, pour la simple raison qu'il est impossible d'en ressentir le signal. D'où l'importance d'avoir une bonne hygiène alimentaire : manger trois repas par jour et des collations à heures fixes tant que la sensation de faim ne devient pas claire. Plus tard, une fois que vous reconnaîtrez la sensation de faim, vous pourrez commencer à manger quand votre corps vous y invite.

Dans le plan de match (au chapitre 7), je vous donne tous les outils pour arriver à ressentir les différentes faims du corps afin d'arriver à manger en toute sérénité. Par contre, je vous demande d'attendre avant de le commencer. Pour parvenir à l'écoute des émotions, vous devez commencer par vous nourrir régulièrement. Si vous ne mangez pas assez durant la journée, il est possible que le soir venu vous mangiez trop, sans pour autant manger vos émotions. Il faut donc éliminer tous les comportements qui vous conduisent contre votre gré dans le frigo ou le garde-manger. Heureusement, il n'y en a pas des tonnes : manger trop peu le jour et éviter les aliments culpabilisants. Quand vous mangez suffisamment pendant la journée et que vous ne vous privez plus des aliments que vous aimez, on est alors assurés que vos excès sont liés à des émotions. Dans ma pratique, il est important d'être systématique. De cette manière, on évite de confondre des compulsions liées à la privation avec des compulsions émotives. Le plan de match est donc conçu pour vous aider à mieux reconnaître la faim et, en même temps, pour développer votre attention afin que vous puissiez ressentir les émotions avant qu'elles vous fassent manger.

Si la sensation de creux dans l'estomac arrive d'un coup, ne change pas malgré les minutes qui passent et est assez intense, il s'agit vraisemblablement de la manifestation d'une émotion. Avec l'expérience et, surtout, en apprenant à reconnaître les signes de la faim, vous en viendrez à distinguer ces sensations. Surtout, ne vous découragez pas !

Il n'est pas rare dans ma pratique que les gens me rapportent, après s'être initiés au concept de pleine conscience alimentaire – exercices que nous allons aborder dans le chapitre 7 -, que la sensation de faim cachait en fait un fond d'anxiété. L'évidence s'est imposée, tout à coup, à partir du moment où ils ont accepté de moins manger à chaque repas et de ne plus se sentir constamment trop pleins. À leur grande surprise, ces personnes se sont aussi découvertes plus anxieuses qu'elles ne le pensaient ; la nourriture étouffant leurs sensations physiques d'anxiété, elles avaient carrément perdu leur capacité à les ressentir.

Retrouver les sensations de faim procure plus de bienfaits qu'apprendre à manger à sa faim et de retrouver son poids naturel. Une meilleure connaissance de soi est l'ultime valeur de leur démarche d'introspection. Mais tout ce travail ne se fait pas en claquant des doigts! Sandrine avait raison quand elle insistait sur l'importance de la patience à qui veut changer. Alors, ne paniquez pas si, à la lecture de ces lignes, vous vous sentez tout à coup mêlé en vous posant la question: ce que je ressens relève-t-il vraiment de la faim ou s'agit-il d'autres émotions? N'ayez crainte, vous trouverez plus loin tous les outils pour apprendre à reconnaître ces sensations dans votre corps. Et surtout, ne me croyez pas sur parole: suivez le plan de match que je vous propose. C'est en effet par la pratique que vous allez apprendre à reconnaître des sensations que vous ne soupçonniez peut-être pas et retrouver l'alimentation intuitive que vous avez perdue quand, de manière inconsciente, vous avez adopté des stratégies compensatoires. Faites confiance à votre corps, il ne se trompe jamais.

Le ventre, votre deuxième cerveau

Cela fait une vingtaine d'années que nous entendons parler d'un deuxième cerveau situé au niveau «du ventre» et, grâce aux recherches scientifiques actuellement en cours sur le sujet, nous comprenons de mieux en mieux le lien entre le système nerveux et le système digestif. Les expressions populaires telles que «cette histoire me donne envie de vomir» ou «j'en ai la nausée» ou encore «je ne peux pas digérer le coup qu'il m'a fait» prennent soudain tout leur sens.

L'être humain est doté d'un système nerveux autonome qui débute au niveau de l'œsophage et qui se termine à l'anus. C'est le système nerveux entérique. Il comprend environ 500 millions de neurones, soit cinq fois plus que le cerveau d'un rat, et mesure neuf mètres de long[4]. C'est lui qui régule notre système digestif.

---

4   Danny RAYMOND, *Un cerveau dans vos entrailles*, Agence Science Presse, consulté le 12 décembre 2013.
    http://www.sciencepresse.qc.ca/blogue/2013/02/15/cerveau-vos-entrailles

EXERCICE

FAITES-VOUS CONFIANCE ET ÉVALUEZ VOTRE FAIM

Si vous doutez de votre capacité d'avoir confiance à votre corps, voici un exercice qui vous montrera combien vous êtes certainement plus intuitif et connecté à votre corps que vous le croyez.

J'ai proposé cet exercice pour la première fois au cours d'une conférence en 2012. La conférence consistait à accompagner les participants dans un repas guidé « en pleine conscience ». *Manger en pleine conscience* est le titre du livre du Dr Jan Chozen Bay, qui y élabore l'idée qu'en augmentant son niveau de conscience au moment de manger on peut avoir une relation saine avec les aliments.

Même si vous n'avez jamais entendu parler du concept de « pleine conscience », je vous invite à faire cet exercice tout de suite. Il s'agit d'un exercice pratique d'évaluation des différentes faims, selon la technique de Jan Chozen Bay. Choisissez un aliment que vous aimez et mettez-le devant vous sur la table. Prenez une feuille et un crayon et, de manière spontanée, inscrivez le degré de faim que vous ressentez, sur une échelle de 0 à 10, aux endroits suivants : les yeux, le nez, la bouche et l'estomac. Est-ce que ce que voient vos yeux vous donne envie de manger cet aliment ? Sentez-le. Est-ce que l'odeur vous donne envie de manger cet aliment ? Prenez-en une bouchée et faites-la tourner avec votre langue sans croquer, puis mastiquez doucement et avalez. Ce que vous venez de goûter vous donne-t-il envie de recommencer ? Et votre estomac ? Veut-il encore des aliments, ou en a-t-il assez ?

Même si les participants n'avaient jamais entendu parler du concept de pleine conscience ou d'alimentation intuitive (manger en écoutant ses signaux de faim et de satiété), tous ont été capables de chiffrer leurs sensations et ainsi d'évaluer leur faim à ces différents niveaux. Certes, quelques-uns ont eu plus de mal à répondre que d'autres, mais tous ont pu entrer en contact avec leur ressenti corporel pour, par exemple, découvrir que leurs yeux avaient plus faim que leur estomac ou que leur nez.

Autant d'informations qui, en soi, ne sont ni bonnes ni mauvaises, mais qui renseignent sur les différentes facettes de sa propre faim et qui permettent d'augmenter le niveau de conscience du corps. L'important à retenir de cette technique ? Que toutes les facettes de la faim doivent être comblées avant qu'on arrête de manger. Si l'estomac est rempli mais que la bouche en redemande, il est important de respecter la bouche, sinon, on est

107

encore en train de se priver, ce qui conduit tôt ou tard vers des excès alimentaires. L'idée est de toujours rester en pleine conscience, tout au long du repas. Il est fort probable que si vous sentez que vous n'avez plus faim, mais que la bouche n'est pas satisfaite, quelques bouchées prises en pleine conscience seront suffisantes pour que vous vous sentiez vraiment comblé. Le but ultime de la démarche est que vous appreniez à faire confiance à votre corps, et non à votre tête, pour choisir ce que vous mangez et que vous arriviez à arrêter quand votre estomac vous indique qu'il n'a plus faim.

Aussi étonnant que cela paraisse, le système nerveux entérique produit autant de dopamine (l'hormone du bonheur) que le cerveau et il secrète également 95 % de la sérotonine dans le corps. La sérotonine est une hormone multifonction fondamentale : elle régule les humeurs, procure un bon sommeil, maintient la température du corps, assure un bon fonctionnement du cœur et régule la densité osseuse. Étonnant pour un système nerveux situé au cœur de nos entrailles, non ? À la lumière de ces connaissances, on comprend donc mieux pourquoi un bon repas provoque un sentiment de bien-être et, de

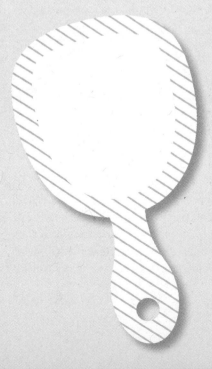

L'ocytocine, nouvel espoir de régulation des fringales ?

Depuis longtemps, l'industrie pharmaceutique cherche une molécule qui pourrait faire perdre du poids. Après avoir mis en marché plusieurs produits aux conséquences désastreuses, voilà qu'elle fait une nouvelle tentative avec l'ocytocine. Cette hormone de l'amour pourrait bien être utilisée à l'avenir pour ralentir les fringales sucrées. C'est du moins ce que suggère une expérience menée par des chercheurs allemands.

manière corollaire, pourquoi les contrariétés, le stress ou encore des émotions négatives telles que la peur, la colère ou la tristesse peuvent perturber le système digestif.

Parmi les hormones régulatrices de la faim, la ghréline revêt une importance majeure. Secrétée par certaines cellules de l'estomac, elle déclenche la sensation de faim et donc incite à la prise de nourriture. Une fois que l'estomac est plein, la production de ghréline diminue et la faim disparaît.

La sensation de satiété

Si vous vous sentez déconnecté de votre corps au point de ne pas bien reconnaître la sensation de faim, il y a fort à parier que la satiété vous est devenue également étrangère. Peut-être souffrez-vous souvent d'un sentiment de « trop plein » alors que vous avez peu mangé, ou au contraire d'un sentiment de « jamais assez » dans des circonstances de stress aigu ou de frustrations intenses. Dans tous les cas, la sensation de satiété est brouillée et vous ne savez plus à quoi ressemble la sensation d'être rassasié après un repas normal.

109

Le test consistait à proposer à des hommes de manger, à la fin d'un repas, des biscuits au chocolat. Parmi eux, certains avaient reçu au préalable une dose d'ocytocine par pulvérisation nasale. Selon les chercheurs, le groupe de participants soumis à l'ocytocine a mangé 25 % de biscuits en moins que les autres.

Ces résultats laissent penser que l'ocytocine, qui est reconnue pour créer un sentiment de bien-être et d'attachement – c'est elle qui provoque le sentiment d'extase au moment de l'orgasme et le lien mère-enfant à la naissance –, pourrait aider les personnes qui recherchent à travers la nourriture sucrée un sentiment de réconfort et de bien-être.

Même si l'expérience est intéressante pour mieux saisir le rôle des hormones dans l'alimentation, on se trouve encore une fois devant le leurre de la pilule amaigrissante. La relation qu'on entretient avec les aliments est bien trop complexe pour qu'on puisse la réduire à une pulvérisation nasale. De plus, si on fait l'effort de connaître son propre fonctionnement émotionnel, on obtient bien plus qu'une perte de poids. On acquiert une réelle compréhension de nos besoins, et ce, pour la vie.

Pourtant, reconnaître le signe de fin d'un repas est la clé d'un rapport sain à la nourriture. C'est un processus naturel et intuitif, tout comme la faim, que vous avez connu dans votre tendre enfance, mais qui pour différentes raisons a été perturbé par des éléments extérieurs. Le regard désapprobateur de votre mère, qui vous voyait vous resservir trop souvent, le désir de vous conformer aux normes esthétiques de la société, la motivation d'être aimé, quitte à adopter des comportements contraires à votre nature... : les raisons pour lesquelles vous avez perdu le sens de la satiété peuvent être nombreuses.

Essayons de comprendre un instant les mécanismes biologiques qui sont impliqués dans le processus de digestion. Tout comme la faim inclut un ensemble de signaux variés, la satiété fait intervenir plusieurs mécanismes sensoriels et hormonaux. Tout d'abord, avez-vous remarqué comment certains aliments peuvent vous dégoûter lorsque vous n'avez plus faim ? Oublions pour l'heure les chips ou les biscuits – trop attirants et culpabilisants pour beaucoup de gens. Prenons plutôt l'exemple d'une salade ou d'un plat de poisson ou de poulet. Lorsque le plat arrive sur la table, on a tellement faim qu'il nous semble que la portion est bien trop petite. L'expression « avoir les yeux plus grands que la panse » n'a pas été inventée pour rien : les yeux évaluent bien mal la faim. Car après avoir mangé une bonne partie de ce qu'il y a dans notre assiette, on a moins envie du plat qui nous faisait tant saliver.

Il est possible que vous n'en soyez pas encore là. Je dis souvent à mes clients que la capacité de ressentir la satiété est ce qui arrive en dernier, quand tout le reste est réglé. Dites-vous qu'elle va s'imposer à vous. C'est comme le Jello : si vous essayez de l'attraper, il va couler entre vos doigts, mais si vous le déposez sur la paume de votre main ouverte, il va y rester. La satiété, c'est la fin de la faim.

Si vous avez déjà nourri un bébé au biberon, au sein ou à la cuillère, vous souvenez-vous de la manière dont il vous manifestait sa satiété ? Il détournait tout simplement la tête et, d'un geste de la main, vous empêchait de le nourrir. C'était sa manière à lui de dire « stop, le repas est fini ». Le bébé a cette faculté extraordinaire d'être en contact direct avec sa sensation de satiété. En une fraction de seconde, le biberon, la compote de pommes ou encore sa purée préférée ne l'intéressent plus ; il n'en veut plus. Inutile de vous acharner à le faire manger de force, il recrache et refuse d'avaler.

La satiété provient de signaux digestifs, induits par des hormones et par des récepteurs sensoriels qui réagissent à l'étirement de la paroi de l'estomac, qui indiquent au cerveau que le corps n'a plus faim. Le système nerveux entérique, qui communique avec le cerveau à travers le nerf vague, est impliqué dans ces mécanismes : il régule le processus de digestion, comprenant la sécrétion de liquides gastriques destinés à dissoudre les aliments et les

Pourquoi prendre son temps pour manger ?

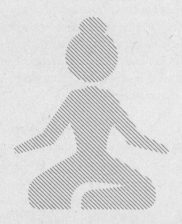

Les signaux de satiété se déclenchent après un certain temps, qui varie d'une personne à l'autre. Quand on a pas appris à les écouter, il faut leur porter attention pour les percevoir. Durant les repas pris sur le pouce, au bureau entre deux réunions de travail ou le soir devant la télévision ou un écran d'ordinateur, écouter sa satiété n'est pas toujours facile. D'où l'importance de manger en pleine conscience. En plus de faciliter l'écoute de la satiété, cette pratique permet de ralentir le rythme. Même sur le pouce, il est possible de manger en pleine conscience. Il vous suffit de placer toute votre attention sur ce que vous êtes en train de manger, au lieu de manger distraitement en prenant vos courriels et en écoutant la radio.

Cela veut dire que, quel que soit le contenu de votre assiette – caviar, foie gras ou poutine –, si vous l'avalez sans être «présent», vous ne prenez pas le temps de mastiquer ni de vérifier si vous avez encore faim ou non. Le cerveau n'ayant pas reçu l'information que vous avez assez mangé, vous pouvez alors dévorer à l'excès ou, au contraire, sortir de table sans avoir mangé à votre faim, ce qui vous incitera à grignoter ou à vous servir plus rapidement un repas plus consistant. Vous est-il déjà arrivé de finir votre repas en vous sentant juste bien, et quelques minutes plus tard d'avoir l'impression que vous avez vraiment trop mangé?

Il est donc important de faire des repas, le plus souvent possible, de vrais temps de pause, d'échanges et de plaisirs gustatifs. Manger tranquillement, sans être pressé et en bonne compagnie, constitue le meilleur moyen de se réconcilier avec la sensation de satiété.

mouvements musculaires permettant de faire circuler les aliments à travers l'appareil digestif. Tous ces processus sont impliqués dans l'envoi du message « arrêter de manger », qui est complexe et implique plusieurs hormones. La sensation de satiété durera pendant tout le processus de digestion, jusqu'à ce que la faim réapparaisse.

EXERCICE
COMMENT RECONNAÎTRE LES SIGNES DE LA FAIM

Reconnaître les sensations de faim et de satiété n'est pas chose facile quand on a pris l'habitude de les ignorer. C'est pourtant essentiel pour à la fois se reconnecter aux ressentis corporels et retrouver une relation saine avec la nourriture. Je sais que vous aimeriez que l'on travaille tout de suite sur la satiété, mais, comme mentionné plus tôt, cette sensation se manifestera une fois que le reste sera réglé. Si vous mangez pour d'autres raisons que la faim, voilà l'aspect à observer dans un premier temps.

Voici un exercice qui vous aidera à reconnaître comment les sensations de faim se manifestent chez vous. Au cours des prochains jours, je vous invite à le pratiquer plusieurs fois. Prenez une feuille et tracez deux colonnes, l'une que vous intitulez « faim » et l'autre, « raisons qui me poussent à manger ».

Au moment où vous vous apprêtez à passer à table, notez dans la première colonne l'intensité de votre faim de 1 à 3 : 1 correspond à une petite faim, 2 à une moyenne faim et 3 à une grande faim. Dans la deuxième colonne, notez ce qui vous motive à manger : est-ce vraiment la faim ? L'ennui ? Est-ce que vous passez à table lorsque vous avez une petite faim, une moyenne faim ou une grande faim ? À quelle heure de la journée commencez-vous généralement à avoir faim ? Quelles sensations avez-vous dans votre ventre ? Où ressentez-vous la faim ? Est-ce toujours au même endroit dans votre corps ou est-ce que cela varie ? Voyez-vous une évolution durant la période d'exercice ?

Il se peut que vous n'ayez pas faim les premières fois où vous ferez cet exercice. Si cela est le cas, attendez une trentaine de minutes, voire plus, avant de passer à table et soyez attentif à la manière dont la sensation de faim évolue. Faites cet exercice le matin ou le soir lorsque vous êtes au calme chez vous.

Le prix de la privation

Comme nous venons de le voir, manger est un processus à la fois intuitif et complexe. Il fait appel à des mécanismes hormonaux et neurologiques d'une grande complexité et de mieux en mieux connus.

Pourtant, malgré toutes les avancées scientifiques et recherches en cours, certains mythes au sujet de l'alimentation et de la perte de poids perdurent. Parmi ces mythes, le plus puissant et le plus dévastateur est l'idée selon laquelle se restreindre permet de perdre du poids. Cette idée jouit d'une telle acceptation dans la population en général – et même auprès des professionnels de la santé – que la démentir passe pour un acte de foi presque hérétique. Pourtant, les données sont là.

La privation, processus qui consiste à ne pas manger à sa faim, a en réalité des conséquences très néfastes sur la santé et ce, tant au plan mental que physique. On le sait grâce aux résultats d'une étude réalisée au Minnesota dans les années 1950[5].

L'expérience a consisté à soumettre, à une cohorte de 36 jeunes hommes volontaires, en bonne santé psychologique et sans problème alimentaire, à un régime de 1500 calories pendant 6 mois. Remarquez que la limite à 1500 calories journalières ne semble pas a priori relever d'une aberration diététique, puisque de nombreux régimes recommandent aujourd'hui des taux bien inférieurs. Pour ces hommes, toutefois, il s'agissait de 50 % de leur apport quotidien. De plus, un régime de six mois ne semble pas non plus excessif en comparaison de la durée moyenne des diètes.

Selon les résultats de l'expérience, la restriction alimentaire a eu pour effet de provoquer chez les sujets plusieurs troubles du comportement alimentaire : les participants ont en effet commencé à augmenter de manière draconienne leur consommation de café et de thé, au point que les superviseurs ont dû les limiter à neuf tasses par jour. La consommation de gommes à mâcher a aussi augmenté de manière significative, allant jusqu'à 40 par jour chez certains. Autre effet, la nourriture est devenue un sujet quasiment

---

5   Ancel KEYS et autres, *The Biology of Human Starvation*, Minneapolis, University of Minnesota Press, 1950, 2 vol.

obsessionnel chez de nombreux participants. Au cours de l'étude, 40 % d'entre eux ont déclaré que la cuisine ferait partie de leur projet profession-nel futur ; trois sont d'ailleurs devenus chefs. Autre effet inattendu de la pri-vation, certains hommes se sont mis à manger de manière compulsive durant leurs sorties ; ils ont aussi commencé à manger certains aliments en grande quantité – comportement hyperphagique – et à développer un sentiment de culpabilité et de honte après les épisodes de perte de contrôle sur la nour-riture. De l'avis des chercheurs, leur confiance en eux s'est erodée sous l'effet de l'auto-critique et de leur sentiment d'incompétence, certains devenant même dépressifs. C'est donc à tout un ensemble de perturbations physiques et psychologiques que les participants ont dû faire face en suivant un régime assez contraignant – l'équivalent d'un régime de 900 à 1000 calories par jour pour une femme. L'étude n'a jamais pu être reconduite en raison de son car-actère peu éthique. Pourtant, les régimes hypocaloriques, eux, continuent d'être offerts.

Cette expérience nous montre à quel point les problèmes que nous consi-dérons comme la conséquence de notre poids – mauvaise humeur, compul-sion alimentaire, mauvaise estime de soi – sont en réalité liés à la privation que nous nous infligeons pour perdre du poids ou pour ne pas en prendre. Je sais que cette idée est à contre-courant de vos convictions profondes car, par expérience, vous savez que les régimes ont quand même eu un effet réel sur votre pèse-personne et sur votre silhouette. Mais à quel prix et pour combien de temps ?

Mais accepter l'idée que la privation, de courte ou de longue durée, n'est pas si néfaste revient à nier une autre évidence : les régimes ne marchent pas au vu du taux d'échec faramineux. Comme je l'ai dit précédemment, de 90 à 95 % des personnes qui ont perdu du poids à la suite d'un régime retrouvent leur poids d'origine cinq années plus tard. Même si les nombreux régimes proposent des approches différentes, ils reviennent au fond tous au même : on se prive pour couper des calories (qu'elles proviennent des glucides, des gras ou des protéines) et on met notre corps en famine. Le taux d'échec est telle-ment important qu'on peut se demander pourquoi l'idée de régime fonctionne encore dans la société. En effet, comment est-ce possible qu'un concept aussi néfaste et inefficace que celui de régime perdure aujourd'hui ? La question se pose car, s'il s'agissait, par exemple, d'un médicament dont on aurait prouvé scientifiquement l'inefficacité, il serait retiré du marché sans délai. Or, en ce qui concerne les régimes, il n'en est rien. On continue de vanter les mérites de tel ou tel nouveau régime miraculeux et de faire croire que perdre du poids passe par un contrôle drastique de son alimentation. Quelles sont les motivations profondes de cet entêtement ? Est-ce une question pécuniaire ? Car, avouons-le, les marchés de la diététique et de la cuisine sont florissants. En témoignent les livres de cuisine santé, les livres de régime, les émissions de télévision, les magazines spécialisés, pour ne nommer que ceux-là.

Mais peu importe que la société entière continue à avancer dans la mauvaise direction qui selon moi – après tout, la prise de conscience collective sera toujours plus lente que l'individuelle – , il importe d'admettre que vous priver crée toutes sortes de troubles physiques et psychologiques. Inutile donc de mettre tous vos maux intérieurs sur le dos de votre poids, ce dernier n'est aucunement à l'origine de vos frustrations. Votre obsession à vouloir vous restreindre, jour après jour, année après année, voilà le véritable coupable.

Si vous pensez que le mot *obsession* est trop fort, prenez le temps de réfléchir à la place que prend l'alimentation dans votre vie. Lorsque vous passez à table avec des collègues, est-ce que le sujet du régime, ou du poids, ou des calories, n'intervient pas systématiquement dans la conversation ? Ne passez-vous pas beaucoup de temps à consulter des recettes ou des livres de cuisine spécialisés pour maigrir, pour cuisiner santé, ou encore pour rêver à tout ce que vous pourriez manger si vous n'aviez pas ce maudit problème de poids ? Est-ce qu'une petite voix intérieure ne vient pas gâcher votre plaisir de manger chaque fois que vous craquez pour une barquette de frites ou pour un muffin au chocolat ?

En réalité, nous sommes tous tellement habitués à nous restreindre que nous ne nous en rendons même plus compte. Je parie que chacun d'entre nous a développé des automatismes qu'il ne remet plus en question, comme éviter de mettre trop de beurre sur les rôties du matin, exiger la vinaigrette à part au restaurant, ou préférer les soupes et les salades aux hamburgers. Et l'on a beau savoir que la privation est inutile et néfaste, on continue de penser qu'il vaut mieux faire « un minimum attention ». C'est ancré dans nos habitudes alimentaires.

Pourtant, le changement est possible. Dans la phase de retour à une alimentation normale – ce qui implique de lâcher le contrôle afin de se remettre à

115

manger à sa faim –, les participants de l'étude relatée par le Dr Garner ont retrouvé une alimentation normale après une période de huit mois. Ils avaient alors cessé de manger de manière dysfonctionnelle : les orgies alimentaires avaient disparu, les quantités de nourriture avalée étaient redevenues normales en même temps que leur poids.

Ce retour à un poids naturel et à une alimentation intuitive – après seulement six mois de contrainte alimentaire – montre que les distorsions alimentaires sont réversibles, mais que le chemin pour y parvenir est parsemé d'embûches. En effet, au moment où les participants ont lâché le contrôle des calories, à l'image d'un cheval à qui on aurait lâché la bride, ils ont dû faire face à toutes sortes d'excès alimentaires dont ils n'avaient pas coutume avant de commencer leur régime.

C'est pourquoi manger de nouveau à sa faim lorsqu'on a pris l'habitude de se restreindre – le cas de la très grande majorité de la population – comporte une phase d'inconfort qui peut faire peur au point de ne pas vouloir s'y aventurer. Or, de l'avis de tous les spécialistes, il est possible de venir à bout de troubles du comportement alimentaire, peu importe leur niveau de gravité. Qu'il s'agisse d'anorexie, de boulimie, d'hyperphagie ou d'un trouble alimentaire non spécifique, être libéré de l'emprise de l'alimentation représente une grande victoire. La voie pour y parvenir consiste à lâcher le contrôle des calories, quand bien même les effets de la perte du contrôle peuvent être déstabilisants à court terme.

L'expérience relatée par le Dr Garner est plus qu'éloquente : ne pas manger à sa faim provoque des troubles physiques et psychiques – irritabilité, dépression, colère, anxiété – et se remettre à manger normalement implique de passer par une période de turbulence émotionnelle inconfortable. C'est le prix à payer pour retrouver son poids naturel et se nourrir à nouveau de manière intuitive.

C'est aussi la garantie de renouer avec tous les bénéfices secondaires – et non moins importants – de l'alimentation : retrouver la joie de manger, ne plus s'isoler pour éviter les tentations, se réjouir des périodes de fêtes qui sont souvent synonymes d'abondance alimentaire, s'accorder du plaisir à chaque repas ou encore partager du temps et des moments de bonheur avec les autres.

Enfin, on apprend à mieux se connaître, car traverser les zones de turbulences émotionnelles implique d'être à l'écoute de soi et de s'accorder beaucoup de temps et d'énergie pour amortir les chocs potentiels. Il ne s'agit pas d'une attitude égoïste, comme je peux l'entendre souvent dans ma clinique, mais d'une bienveillance envers soi qui ne peut être à terme que bénéfique pour les autres. Charité bien ordonnée ne commence-t-elle pas par soi-même ? Même si le processus de changement semble long et périlleux, il ne peut être pire que la succession de régimes ratés dans l'espoir d'une perte de poids finalement éphémère et illusoire.

Si vous souhaitez cesser d'être en lutte permanente contre votre poids, vous pouvez vous maintenir au régime à vie – vous ferez alors partie des 5 % de la population qui ne reprend pas les kilos perdus –, ou vous pouvez entamer un travail en profondeur. Comme vous le savez maintenant, ce travail consiste à cesser de vivre sur le mode de la privation ; mais encore faut-il que vous acceptiez l'idée que manger est réellement bon pour vous.

Si vous commencez à admettre cette prémisse, je vous mets au défi que nombre de vos problèmes actuels seront réglés rapidement. Le manque de concentration, les trous de mémoire, l'hypotension, l'irritabilité, la sensation de froid aux extrémités des membres, la dépression, la constipation, la fatigue chronique, certains troubles cardiaques ou déséquilibres électrolytiques trouvent souvent, en effet, leur origine dans une diète mal adaptée aux véritables besoins du corps. Et ne pensez pas que seules les personnes très maigre sont en état de dénutrition. Quand on souffre d'hyperphagie, on peut aussi avoir des problèmes de santé sérieux.

Se libérer des émotions en retrouvant la faim

Comme l'expérience dont j'ai parlé dans les pages précédentes l'a montré, la privation génère toutes sortes de troubles physiques et psychiques que nous attribuons à tort à notre état intérieur profond. Personne ne veut accepter, en effet, l'idée qu'un état dépressif ou qu'une fatigue chronique puisse provenir d'une lutte consciente ou inconsciente de soi contre son corps. Or, c'est bien ce que nous montrent les recherches et avancées scientifiques : vos états émotionnels résultent plus de la privation. Dit autrement, vous devez commencer par manger à votre faim et déjà vous irez beaucoup mieux !

Manger permet donc de retrouver un état émotionnel plus stable. Comment cela est-il possible puisque, comme je l'ai expliqué plus haut, nous sommes des surfeurs, tantôt en train de surfer sur la vague des émotions, tantôt emportés et submergés par elle ? La réponse relève d'une mauvaise compréhension de ce qui se passe : si vous mangez trop, ou pas assez, ou de manière compulsive, ce n'est pas juste à cause d'un malaise intérieur inhérent à votre personnalité. Il est possible que ce soit aussi en raison de votre obsession à vouloir vous restreindre. Si vous souhaitez cesser de manger vos émotions, il faut d'abord vous tourner vers un lâcher-prise alimentaire.

Cesser de manger ses émotions passe alors inévitablement par un changement de regard sur soi et sur son corps. Ne plus être en lutte contre soi et accepter son corps tel qu'il est ne va pas de soi ; cela implique de changer de paire de lunettes et de poser un regard enfin bienveillant sur soi.

En résumé

Manger fait partie des processus biologiques les plus archaïques et intuitifs qui soit. En effet, les réflexes de déglutition et de succion se mettent en place très tôt dans la vie intra-utérine. Mais manger ne se résume pas à se nourrir ; c'est en réalité un acte beaucoup plus symbolique et relationnel que fonctionnel.

Pour autant, il faut manger pour vivre et non pas vivre pour manger, une évidence que l'on a tendance à nier, surtout lorsque la perte de poids ou la peur de ne pas en prendre dicte nos habitudes alimentaires.

Malheureusement, la privation engendre toutes sortes de troubles émotionnels et biologiques, comme l'a montré une expérience menée dans les années 1950 auprès d'un groupe d'hommes à l'origine en bonne santé psychologique et physique.

119

Retrouver une alimentation intuitive et son poids naturel passe donc par deux étapes : accepter l'idée que manger est bon pour soi et lâcher le désir de contrôle de son poids.

«*Le culte* de la beauté *est ravageur.*»

Léa Clermont-Dion

Léa Clermont-Dion est la co-instigatrice de la Charte québécoise pour une image corporelle saine et diversifiée, une première en Amérique du Nord. De 11 à 15 ans, elle souffre d'anorexie sévère. Et maintenant, elle se bat bec et ongles pour que le culte de la minceur et de la beauté cesse. Elle est également l'auteure du livre *La revanche des moches*.

Mon intérêt pour la préoccupation excessive du poids vient d'une expérience assez traumatisante que j'ai vécue à la fin de mon enfance. À 11 ans, je suis devenue anorexique. Je ne voulais plus manger, j'étais obsédée par ma ligne, par mon corps. À la fin du primaire, j'ai été hospitalisée à l'hôpital Sainte-Justine parce que je voulais disparaître, j'avais des idées suicidaires. Je me souviens en particulier d'une nuit à la maison, où je me suis réveillée avec l'envie de me jeter par la fenêtre. Plus rien ni personne ne comptait, ni mes parents, ni ma sœur, ni mes amis, rien. Cette nuit-là, un genre de déclic s'est produit, était-ce ça la vie qui m'attendait? Est-ce que j'allais passer ma vie à être aliénée de la sorte? À partir de ce moment-là, j'ai décidé de me battre pour remonter la pente, j'ai donc recommencé à manger. Cet épisode a été la première bataille avec mon corps et je l'ai gagnée: j'ai guéri de l'anorexie vers 15 ans.

Ma maladie n'a pas été très longue, mais elle a été déterminante dans mon évolution. J'ai commencé à me poser beaucoup de questions sur les valeurs de notre société et sur ce qu'on attend des femmes: pourquoi cette obsession de la minceur? Pourquoi ces slogans dans les magazines? Pourquoi tous ces livres de régimes? Pourquoi toutes ces recettes de cuisine minceur? Cette obsession collective nous dépasse. Est-ce que toutes les femmes autour de nous sont obnubilées par leur poids, leur apparence ou leur image corporelle? Pourquoi? Parce que le désir de plaire et de séduire est gravé dans notre culture. Ce n'est pas pour rien que lorsqu'on parle d'elles on parle du «beau sexe» ou du «sexe faible».

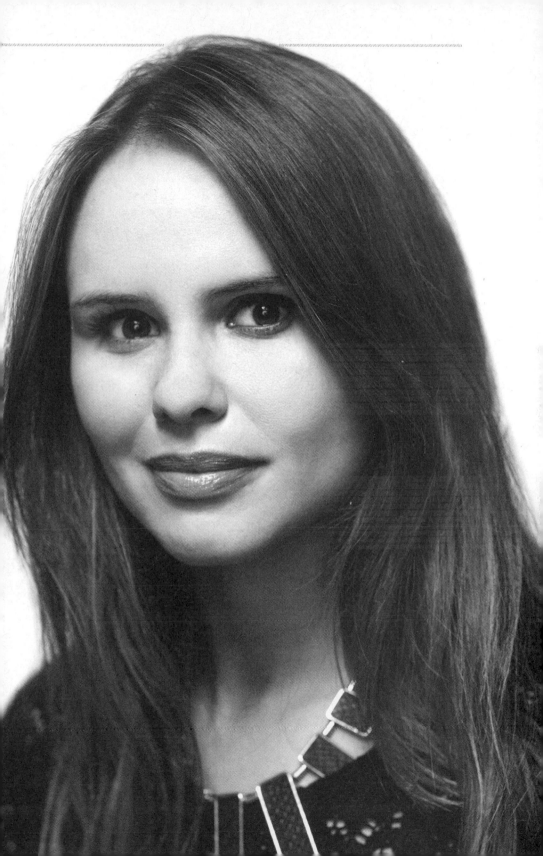

Quand j'avais 16 ans, Ana Carolina Reston, mannequin brésilien, est morte des suites de son anorexie. Ce décès tragique a fait grand bruit dans les médias. On a commencé à prendre conscience que la minceur avait une importance excessive. Le problème était enfin reconnu. J'ai alors décidé d'agir.

J'ai préparé une pétition pour qu'un code d'éthique soit adopté à l'Assemblée nationale du Québec ou qu'une mesure non coercitive soit votée par le gouvernement du Québec. La pétition a eu une portée significative, puisqu'elle a servi deux ans plus tard à créer la Charte québécoise pour une image corporelle saine et diversifiée, qui est une première en Amérique du Nord. C'est aussi un programme d'éducation auprès des élèves du secondaire pour les sensibiliser à la préoccupation excessive du poids, au danger des régimes, etc. Au-delà des diverses interventions – par exemple, auprès des designers de mode dans les écoles de mode telles que le cégep Marie-Victorin à Montréal –, l'intérêt principal de la charte est d'avoir suscité un débat public qui a permis de faire évoluer les mentalités. Aujourd'hui, les femmes revendiquent le droit d'avoir un corps qui ne répond pas aux critères de beauté qui sont souvent hors d'atteinte. D'autant que cette obsession de la minceur est anti-santé! Personne ne peut vivre en santé en étant aussi mince qu'un mannequin de magazine. Manger est essentiel, c'est du gros bon sens!

Mais il n'y a pas que l'obsession du poids qui pose un problème aujourd'hui. Le culte de la beauté est tout aussi ravageur. Les galas de Mini-Miss, entre autres, sont une aberration. Les enfants n'ont pas à être exposées aux diktats du maquillage et du paraître. C'est la raison pour laquelle le médecin Alain Vadeboncoeur, l'économiste Ianik Marcil et moi-même avons fait signer récemment une pétition pour empêcher ces galas d'avoir lieu au Québec. On a recueilli 50 000 signatures! C'est énorme! Cela témoigne d'un mouvement collectif très important au Québec; on peut en être fiers, car cette prise de conscience n'a pas eu une telle ampleur dans tous les pays.

Quand on sait que 54 % des femmes qui ont un poids santé veulent perdre du poids, quand on voit le nombre alarmant de jeunes qui sont touchés, quand on sait que de plus en plus de garçons en souffrent, est-ce qu'on ne peut pas s'arrêter un instant et se questionner sur nos valeurs? Parce qu'il ne s'agit pas que de poids, il s'agit d'estime de soi. De la manière dont on s'aime soi-même et dont on se voit. Que voulons-nous? Vivre heureux en santé avec une bonne estime de soi ou être sans cesse en quête de paraître?

Chapitre

mon corps, mon ennemi

ccepter son corps tel qu'il est, voilà pour la grande majorité le défi de toute une vie. En effet, qui peut se targuer d'avoir le corps dont il rêvait? Pensez à vos amis, aux membres de votre famille ou à vos collègues de travail et essayez de nommer une seule personne qui, vous êtes sûr, est entièrement satisfaite de son corps!

Difficile d'être pleinement satisfait du corps que l'on a, n'est-ce pas? À l'adolescence, notre corps nous semble lourd, imposant, pas assez mince et tellement plein d'imperfections que l'on ne sait plus comment s'habiller pour les cacher. Boutons d'acné, nez trop court ou trop long, pieds disgracieux, bras trop fins ou trop épais: rares sont les adolescents contents de leur sort. Même les canons de beauté ont leurs complexes, elles se trouvent trop grandes, trop filiformes, trop voûtées. Plus tard, un autre défi nous attend: aimer son corps malgré la culotte de cheval, les séquelles de l'accouchement et de l'allaitement, les nuits blanches, le stress, les rides de plus en plus nombreuses et profondes. Encore plus tard, la ménopause nous fait subir une totale transformation corporelle à accepter: la peau se flétrit, le gras se dépose autour du ventre et les bouffées de chaleur nous prennent d'assaut. Ce n'est dès lors que le début d'une lente dégradation physique: les douleurs articulaires commencent à nous assaillir, les troubles du sommeil apparaissent, la mémoire flanche au point qu'on se demande si on n'est pas touché par la maladie d'Alzheimer. Dans ces conditions, difficile d'aimer son corps tel qu'il est!

Et pourtant, comme nous allons le voir, cesser de faire la guerre à son corps, arrêter de le considérer comme un ennemi, mieux, en faire son meilleur allié, sont les seules façons de mettre fin à la relation tordue que l'on entretient avec les aliments. Car peu importe le corps que l'on a, nos émotions reliées aux dysfonctionnements alimentaires s'expriment par lui. En effet, la tristesse, la joie, la peur, la honte ne sont pas que des états mentaux, ce sont aussi des états physiques reconnaissables. À preuve, les larmes, la gorge serrée, l'accélération du rythme cardiaque, les traits du visage qui se durcissent, sont autant de manifestations qui nous permettent de distinguer nos émotions.

Ce chapitre veut vous aider à prendre conscience de la relation que vous entretenez avec votre corps dans l'objectif de vous réconcilier avec lui. Pour y parvenir, commençons par ce qui vous préoccupe le plus: votre poids.

La préoccupation excessive à l'égard du poids

Comme nous l'avons vu dans le chapitre 4, la préoccupation excessive à l'égard du poids est un facteur favorisant la prise de poids. ÉquiLibre, un organisme québécois à but non lucratif dédié aux problèmes liés au poids et à l'image corporelle, parle d'une préoccupation excessive à l'égard du poids lorsque l'insatisfaction par rapport au poids porte atteinte à la santé physique ou mentale de l'individu, qu'il soit en surpoids ou non. La préoccupation du poids n'est donc pas réservée aux personnes obèses ou présentant un excès de poids.

Sachant que moins de 5% de la population féminine a une taille de mannequins[1], il n'est pas surprenant que la majorité des femmes soient insatisfaites de leur corps et qu'elles aient une image corporelle négative. Selon un sondage publié sur le site EquiLibre[2] mené auprès de Québécoises, 73% d'entre elles souhaitent perdre du poids, peu importe leur silhouette; 50% de celles qui ont un poids normal souhaitent également en perdre; 37% ressentent de l'anxiété en pensant à leur poids; et 22% affirment que la gestion du poids domine leur vie.

L'insatisfaction n'est pas exclusivement féminine, les hommes ayant eux aussi leur lot de complexes. Ils sont en effet de plus en plus sensibles à leur silhouette, évidemment différente de celle des mannequins musclés que l'on retrouve dans les publicités. Chez les jeunes, le désir de prendre de la masse musculaire se fait particulièrement sentir. Selon une récente étude[3], 7% des hommes de poids normal se trouvent trop maigres et 14% des hommes de 15-24 ans ont tenté de gagner du poids.

125

Se trouver trop grosse ou pas assez musclé représente donc une constante au sein de la population. Cela en dit long sur l'estime que nous nous portons, comme l'écrit l'éthologue Suzanne Marchand dans *Dictature du corps parfait*[4], une entrevue publiée en 2004. «Si l'on contrôlait véritablement son corps, on

1 B. S. GREENBERG et autres, «Portrayals of Overweight and Obese Individuals on Commercial Television», *American Journal of Public Health*, vol. 93, no 8, 2003.

2 Ipsos-Reid, *Canadian Women's Attitudes Towards Weight*, sondage pour le compte des Producteurs laitiers, 2008.

3 Hélène CAMIRAND, «L'enquête québécoise sur la santé de la population: pour en savoir plus sur la santé des Québécois», Québec, Institut de la statistique du Québec, p. 205, 2008.

4 Suzanne MARCHAND, (2004). «La dictature du corps parfait» in *RND*, avril 2004, p. 16-28.

serait en harmonie avec lui. On tenterait d'exploiter au maximum les possibilités qu'il nous offre, sans vouloir le modifier à outrance. On ne souhaiterait pas ressembler tous au même modèle, mais on habiterait son propre corps dans ce qu'il a d'unique.» Le fantasme de vouloir tous le même corps illustre bien la mauvaise relation que l'on entretient avec notre corps et le manque d'estime de soi qui provoque une telle dépréciation. Privation et faible estime de soi sont les deux éléments déclencheurs des troubles alimentaires.

Pour vous aider à accepter l'idée que ce n'est pas fondamentalement votre poids qui est à l'origine de votre rapport difficile à votre corps, songez au corps parfait que vous voudriez avoir: vous souhaiteriez être plus mince, certes, mais aussi peut-être avoir des jambes plus longues, ou un cou plus élancé ou encore un nez plus joli, et pourquoi pas une poitrine plus voluptueuse. Je suis sûre que les idées ne manquent pas. Le poids n'est donc pas central car, quand bien même vous perdriez 5, 10, 15 ou 20 kilos, votre corps ne serait pas celui que vous souhaiteriez idéalement avoir. Je vous entends penser tout haut que vous n'êtes pas aussi exigeant et qu'un délestage de 15 kilos ferait largement votre affaire! Peut-être, mais regardez le nombre de personnes qui ont recours à la chirurgie esthétique: plus de 2 000 opérations sont réalisées dans le monde chaque minute, selon le site planetoscope.com. Cela veut bien dire que la course à la perfection n'a pas de limite. Après la liposuccion naît le désir d'une poitrine plus galbée, puis l'envie de lèvres plus charnues, puis le besoin d'un lifting, etc. C'est sans fin.

Apprendre à vous accepter tel que vous êtes demeure donc le seul moyen d'être en réalité pleinement comblé. Car jamais ni les régimes ni les opérations chirurgicales ne pourront satisfaire votre désir d'avoir un corps idéal. C'est peine perdue. De plus, les émotions que vous ressentez parce que vous n'aimez pas votre corps vous font peut-être manger. Vous voyez le cercle vicieux duquel il est primordial que vous sortiez.

Je sais à quel point il peut être difficile de réaliser que toutes vos tentatives de perte de poids ont été vaines. C'est bien sûr douloureux de savoir que tous vos efforts et vos sacrifices vous ont finalement amené dans la direction opposée: vous souhaitiez contrôler votre poids en faisant attention à votre alimentation et, au final, votre poids a plutôt augmenté, entraînant une détérioration de votre image corporelle. D'où l'importance de changer le regard que vous portez sur vous-même! Ne regardez plus votre corps comme une enveloppe insatisfaisante selon vos critères idéaux, mais comme votre meilleur ami. Facile à dire, n'est-ce pas ? Pourtant, ce travail est à portée de main, il suffit de changer de paire de lunettes.

Changer de paire de lunettes

Pour parvenir à vous percevoir autrement, vous devez revenir à vos émotions et faire émerger une part sombre de vous-même : d'où vient cette idée selon laquelle votre corps vous déplaît ? Quelle différence faites-vous entre vous et votre corps ? Pensez-vous vous aimer vraiment si vous n'aimez pas aussi pleinement votre corps ? Et, si vous ne vous aimez pas vraiment, comment vous percevez-vous, alors ? Quelle souffrance vous amène à vous considérer comme une personne dont le corps n'est ni digne d'intérêt ni d'amour ?

Accepter de regarder cette souffrance n'a rien de facile, mais cela vous permet de vous interroger sur la manière dont vous vous occupez de votre corps. Peut-être avez-vous pris l'habitude de le négliger en le considérant fondamentalement comme un accessoire ? Or, votre corps n'est pas une enveloppe qui vous permet d'exister. Il n'est pas le réceptacle de votre âme ou de votre esprit, à l'instar d'une coquille inerte qui abrite l'animal vivant. Votre corps, c'est la totalité de vous, dans l'espace-temps d'ici et maintenant.

127

Encore une fois, je suis pas nutritionniste. Changer vos perceptions par rapport à la souffrance qui vous a fait vous déprécier au fil du temps n'est pas l'objectif de mon travail. En revanche, vous aider à prendre conscience des émotions associées à votre préoccupation excessive par rapport à votre poids est de mon ressort elle vous font manger. Nous en sommes au début de la prise de conscience des dysfonctionnements alimentaires, soit le passage de l'étape 1 à l'étape 2, selon les 4 étapes de l'apprentissage évoquées précédemment.

Comme une nouvelle langue qui s'apprend en la parlant, je vous propose d'apprendre le langage de vos propres émotions. Parler d'apprentissage n'est pas si étrange puisqu'il s'agit d'une démarche volontaire, difficile mais tellement enrichissante : tout d'abord laisser les émotions émerger sans les fuir ou les anesthésier à travers la nourriture, puis les vivre, les sentir, les goûter, etc. Par exemple, que ressentez-vous quand vous pensez à votre poids ? Où se situe la sensation dans votre corps? Comment la ressentez-vous? Est-ce gros comme une balle de golf, de tennis, un ballon de plage? Est-ce inerte ou vibrant? Est-ce plein ou vide? Froid ou chaud?

Pour vous percevoir enfin à votre juste valeur, tout doit toujours revenir au même travail d'introspection. Mais attention! Comme je l'ai expliqué dans les chapitre précédents, il ne s'agit pas d'apprendre à surfer sur vos émotions dans l'objectif de vous débarrasser des kilos qui vous obsèdent depuis tant d'années. Cela reviendrait à entamer un nouveau régime. Ce travail vise bel et bien à vous libérer de l'emprise de l'alimentation sur vous, comme un toxicomane se libère de sa dépendance pour vivre libre.

Jocelyne m'a rapporté que, depuis qu'elle pratique l'écoute de ses émotions, elle a découvert une nouvelle sensation en elle, quelque chose qui ressemble à l'intuition: «Je ne sais pas comment nommer exactement ce que je vis parce que c'est nouveau pour moi. Quand je dois prendre une décision, j'interroge mon corps et je ressens quelle décision je dois prendre. Le choix est facile à faire et je n'ai pas à me remettre sans cesse en question.» Comme toutes les personnes qui manquent de confiance en soi, Jocelyne a toujours douté d'elle-même; elle a pensé longtemps que les autres savaient toujours tout mieux qu'elle. C'est évidemment un leurre, car personne ne peut savoir à sa place ce qui est bon pour elle. Apprendre à s'écouter génère un joli bonus de l'écoute des émotions: on trouve enfin les bonnes réponses à ses questions!

L'image corporelle

Le concept d'image corporelle est important à connaître, car il éclaire la manière dont nous percevons notre corps. Avez-vous remarqué à quel point nous percevons notre corps différemment selon les évènements que nous vivons, les moments de la journée ou nos états d'âme? Par exemple, au lever, votre corps vous semble-t-il plus léger, plus lourd, plus jeune ou plus vieux qu'en fin de journée? Après avoir pris une douche, votre corps vous communique-t-il la même sensation physique? Est-ce que le contact de l'eau sur votre peau n'a pas modifié votre perception intérieure?

L'image corporelle correspond donc à une représentation intérieure de notre corps et n'a quelquefois rien à voir avec la réalité. Tout comme dans le cas de l'anorexie mentale, où les personnes se voient toujours plus grosses qu'elles ne le sont, il est très possible que votre perception soit tout aussi perturbée. Cette image se forge au fil des années en fonction des expériences que nous vivons, de la manière dont nous avons été chéris dans notre tendre enfance, de la façon dont nous avons investi notre corps, du regard que l'on a porté sur nous, des sports que nous avons pratiqués, de notre anatomie, etc. Il s'agit donc d'une expérience intime et personnelle que personne ne peut partager. Cela explique qu'on a beau vous répéter que vous n'êtes pas aussi grosse que vous le croyez, vous ne pouvez pas changer d'idée.

Cette image déformée de la réalité est plus répandue qu'on le croit et touche les femmes de toutes les tailles. Sophie est professeure dans un cégep. Elle me consultait, car elle voulait retrouver son poids naturel, qu'elle évaluait à 80 livres de moins que ce qu'elle pesait. Un jour, alors qu'elle déambulait dans les locaux au cours d'une journée d'ateliers organisés par les étudiants, elle décide de s'arrêter à un kiosque consacré aux troubles du comportement alimentaire et au corps. Pour sensibiliser la population à la manière dont les femmes se voient, les étudiants mettaient à la disposition des visiteurs une application informatique permettant de grossir l'image de son corps en temps réel. Intriguée, Sophie s'assoit devant l'ordinateur et fixe l'écran ; n'observant aucune déformation de son corps, elle demande à l'étudiante de démarrer l'application. «Mais, madame, l'application fonctionne en continu, votre image à l'écran est déjà déformée», lui répond l'étudiante. Sophie, dubitative, insiste et rétorque qu'il doit y avoir un problème parce qu'elle ne voit vraiment aucune transformation. L'étudiante, étonnée par sa réponse, prend alors la place de Sophie face à l'ordinateur pour comprendre d'où provient le problème. À sa grande surprise, l'application fonctionne très bien. Sophie comprend alors qu'elle n'avait pas besoin d'un ordinateur pour se voir plus grosse qu'en réalité. Elle ne s'était jamais rendu compte qu'elle déformait son image corporelle. D'ailleurs, comment aurait-elle pu ? Si notre cerveau nous joue un tour, comment pouvons-nous le savoir ?

La manière dont nous nous percevons provient des différentes sensations corporelles que nous ressentons, d'une part à la surface du corps (la peau) et, d'autre part à l'intérieur, (les muscles, les organes, les os). Celle-ci est donc variable et dépend à la fois de stimuli extérieurs et intérieurs. Par exemple,

129

nu, habillé en jogging ou en tenue de soirée, la perception que nous avons de nous-même diffère. De la même manière, s'avachir sur un canapé ou se promener en pleine nature ne génèrent pas la même perception corporelle. Dans le premier cas, on aura tendance à se sentir vide, sans énergie, comme une masse informe et, dans le deuxième cas, déborder de vitalité, de tonus musculaire et d'entrain.

Il est intéressant, de plus, de noter que la perception de notre corps dépend aussi du regard que les autres portent sur nous. Nous sommes des êtres sociaux et l'interaction avec les gens qui nous entourent, que ce soit dans le cercle familial rapproché ou en société, contribue à définir notre image corporelle. Nous sommes donc dépendants, à notre insu, de la manière dont les autres nous perçoivent et plus nous avons une faible estime de soi, plus cette influence grandit. Si, par exemple, vous avez été élevé dans un environnement familial où le corps n'était pas particulièrement valorisé et où les soins du corps n'étaient pas investis d'affection ni d'amour, vous pouvez connaître des difficultés à prendre soin de votre corps, tout simplement parce que votre corps peut avoir davantage une fonction de paraître que d'être. Aimer son corps pour ce qu'il est peut signifier quelque chose d'abstrait pour vous. Comme si votre corps devait avant tout avoir une apparence acceptable. De là tout le drame, car il n'est jamais assez acceptable pour vous. C'est alors tout un apprentissage pour vous que de porter une attention particulière à votre corps et lui prodiguer les soins dont il a besoin, comme le nourrir et lui donner des périodes de repos.

À la lumière de ces différentes considérations, on comprend alors pourquoi les personnes en surpoids peuvent posséder une image corporelle déficiente et souffrante. Notre société, obsédée par l'apparence et la minceur, ne les aide pas à se construire une image corporelle positive. Non seulement ces personnes peuvent souffrir de divers maux liés à leur poids – problèmes articulaires, gastriques, diabète, etc. –, elles se sentent aussi profondément dévalorisées par une image corporelle ne correspondant pas aux standards de beauté de la société.

Aimer ce corps qui fait mal et qui n'est pas valorisé, quel défi! Pas étonnant alors que certaines personnes développent une sorte de détachement par rapport à leur corps: elles s'en échappent psychiquement autant que possible, préférant mettre leur énergie au service d'activités intellectuelles gratifiantes.

Nul besoin cependant d'être trop gros pour souffrir d'une image corporelle déficiente. De nombreuses personnes sont touchées, comme en témoignent bien des tentatives de « conformité ». Les chirurgies esthétiques et les régimes le montrent.

Or, tant que nous chercherons à l'extérieur de nous-même des stimulations pour renforcer notre image corporelle, nous passerons notre vive à courir des chimères. Aucune chirurgie esthétique, aucun régime, aucun entraînement sportif ne peuvent garantir une image corporelle positive et durable. S'intéresser à son corps, en prendre soin et l'aimer, non par narcissisme excessif mais par respect de soi, résulte d'une démarche volontaire intérieure. Il nous faut interagir avec notre corps comme on le fait avec les paumes de nos mains, par exemple. On les observe, mais on ne les juge pas, on ne les maltraite pas. Au lieu de chercher à ne plus voir votre corps, regardez-le, utilisez-le, écoutez-le, et ce, sans le juger.

Si vous souffrez d'une mauvaise image corporelle, vous n'êtes malheureusement pas seule. Rares sont les personnes qui peuvent se targuer d'avoir une image corporelle positive tout au long de leur vie. Chaque âge apporte son lot de défis : à l'adolescence, l'image corporelle est chamboulée plus que jamais, le corps grandit à son insu et l'apprivoiser demande un certain temps. Quand vient la maternité, l'image corporelle se voit à nouveau remaniée ; nombre de femmes enceintes disent se sentir dépossédées de leur corps ou ne plus se reconnaître. À chacun son ressenti corporel, selon son sexe, son âge, son histoire, son caractère.

Le cercle vicieux des émotions

Comme je l'ai mentionné précédemment, si votre image corporelle est particulièrement mauvaise, votre reflet dans un miroir ou dans une vitrine peut déclencher des émotions de tristesse, de honte ou de colère. Imaginez le cercle vicieux dans lequel ces émotions vous placent ! Si votre moyen d'apaisement émotionnel consiste à manger, vous voilà en train de dévorer davantage, ce qui vous fait prendre du poids, aggrave votre image corporelle et c'est reparti !

Vous comprenez maintenant que vous êtes happé dans un cercle vicieux : plus votre image corporelle est faible plus vous vivez des émotions négatives et, plus vous mangez, et plus vous mangez, plus votre image corporelle défaille. D'où l'importance de vous réconcilier avec votre corps ! Je ne vous demande pas de baisser les bras et d'accepter votre surpoids béatement ou de le nier. Je ne vous demande de vous y complaire sans vouloir changer votre situation, il s'agit plutôt de prendre conscience que, tant que vous serez en guerre contre votre corps, vous ne pourrez pas régler votre problème de poids. La solution est là.

Comme nous l'avons vu au chapitre 4, l'obsession du régime associée à une faible estime de soi peut être à l'origine de troubles alimentaires. Mais il se peut que vous soyez tellement convaincu du bien-fondé des régimes qu'il vous est difficile d'accepter que les restrictions alimentaires font en réalité grossir à long terme. Peut-être pensez-vous aussi que vous ne mangez pas vraiment vos émotions et que vous échappez au cercle vicieux décrit plus haut. Si c'est le cas, peut-être êtes-vous coincé à l'étape 1 des 4 étapes d'apprentissage, c'est-à-dire à la phase inconsciente comportement alimentaire malsain.

Réfléchir à votre image corporelle et aux émotions qui y sont associées pourrait servir de point de départ pour entrer en contact avec votre monde émotionnel. D'autant que vous êtes la seule personne apte à changer votre perception intérieure. Qui en effet pourrait le faire à votre place ? Accepter votre corps tel qu'il est, sans le juger, pourrait être le premier pas à franchir afin de vous libérer de l'emprise que la nourriture a sur vous. Comme vous pouvez le constater, je vous propose une fois de plus le même moyen. C'est à vous de choisir de quelle façon vous allez aborder la situation.

La quête de reconnaissance et d'amour

Vivre avec une mauvaise image corporelle n'a pas que des conséquences négatives sur votre poids. Un des aspects particulièrement problématiques se situe au niveau de la relation aux autres. Ne s'acceptant pas telles qu'elles sont, les personnes qui manquent de confiance et d'estime de soi peuvent vivre une quête constante de reconnaissance et d'amour. Il en résulte parfois un surinvestissement de la relation aux autres qui peut s'apparenter à une forme de dépendance.

Dans le milieu professionnel ou social, cette dépendance se traduit parfois par un besoin constant d'être à l'écoute d'autrui ; de se plier en quatre pour répondre aux attentes des uns et des autres ; pire, d'adopter une forme de soumission pour ne jamais décevoir. Comme si vous deviez vous faire pardonner ou accepter tel que vous êtes... Comme si vous ne pouviez supporter que les autres vous jugent négativement. Cette quête de reconnaissance et d'amour n'est pas sans rapport avec ce corps que vous jugez trop gros, pas beau et pas aimable.

Valérie, 35 ans, est une jeune femme célibataire très dévouée à son travail et aux prises avec de fortes compulsions alimentaires. Au cours des premières consultations, cherchant à nier l'ampleur de ses émotions envahissantes, Valérie me disait qu'elle s'acceptait plutôt bien en comparaison d'autres personnes plus grosses qu'elle. Elle passait beaucoup de temps à se comparer à d'autres femmes fortes et se consolait en trouvant des cas « bien pires que le mien ». Dans son travail, Valérie était très appréciée de ses collègues, qui ne tarissaient pas d'éloges à son sujet. Elle était une collaboratrice parfaite, toujours disposée à rendre service et à mettre de l'eau dans son vin pour que tout aille pour le mieux dans le meilleur des mondes. Cette disponibilité sans faille ne la rendait pourtant ni sereine ni fière, car à la moindre anicroche, Valérie voyait bien que les autres n'en faisaient pas autant. Inévitablement, elle leur reprochait – en secret – d'être la seule à tout prendre sur elle et ne comprenait pas comment ses collègues pouvaient se libérer aussi facilement de leurs responsabilités ou de leur engagement. Au fil des consultations, Valérie a pris conscience de son fonctionnement ; elle s'est ouvert les yeux et elle a compris que la honte causée par son surpoids l'amenait à ne jamais être en repos, de peur de paraître paresseuse et pataude. Elle s'était inconsciemment mis en tête qu'elle devait tout faire pour racheter ce corps si gros, si laid, si mou.

Valérie n'est pas un cas isolé. Nombreux sont mes clients qui ont l'impression de devoir faire des pieds et des mains pour faire oublier leur surpoids, comme s'ils étaient coupables de leur anatomie. Honte et culpabilité les amènent alors à se surpasser sans cesse, ce qui ajoute un stress supplémentaire à leur vie quotidienne et donc aggrave leur problème de compulsion alimentaire. Si, comme Valérie, vous avez l'impression de vous en mettre beaucoup sur les épaules, je vous suggère d'entamer un travail de conscientisation de vos émotions, car le burn-out pourrait vous guetter. Inutile d'attendre d'être en phase de rupture psychique et physique pour retrouver un rythme plus humain et goûter au repos et à la détente. D'autant que votre poids n'augmentera pas sous l'effet du lâcher-prise.

133

Sur le plan personnel, la quête de reconnaissance et d'amour pose des problèmes bien plus profonds. Certaines personnes peuvent rechercher sans cesse auprès de votre conjoint des preuves de son amour. «M'aimes-tu encore? Dis, m'aimes-tu toujours? Pourquoi ne me dis-tu plus que tu m'aimes?». Si cette quête de reconnaissance maintient la personne dans une situation de dépendance peu satisfaisante, elle engendre à terme le votre conjoint des réactions tout aussi insuffisantes: au mieux, il rassure sa partenaire avec empathie, mais cela ne la comble pas longtemps; au pire, il lui répond sur un ton exaspéré ou sarcastique... et c'est le début de la fin. Je parle de la fin de la relation telle qu'elle est souhaitée. Pour trop de gens, la relation perdure même si elle est malsaine, car la personne croit qu'elle ne mérite pas mieux.

Au niveau social, le manque d'estime de soi peut amener la personne à chercher le regard bienfaiteur et réconfortant de ses amis. Avoir besoin de la compagnie de ses amis pour magasiner, pour choisir une tenue pour une soirée, ou simplement pour valider que les vêtements tombent bien. A priori, la personne recherche de la compagnie, mais en réalité, c'est l'image corporelle qui a besoin d'être réconfortée.

134

Le miroir est une autre source de souffrance. Croiser son reflet dans un miroir peut procurer un sentiment de tristesse et de colère. Chaque fois, c'est presque pareil: ce corps que vous avez sous les yeux vous déplaît et provoque pratiquement toujours les mêmes réflexions: «Ce n'est plus possible, il faut vraiment que je fasse attention» ou «Je suis vraiment!». Avec des pensées aussi dures envers vous-même, il n'est pas étonnant que votre image corporelle en prennen un coup.

La souffrance d'être gros dans une société qui ne parle que de minceur est telle que le simple fait de l'évoquer peut susciter en vous de violents sentiments de colère ou de tristesse. J'en sais quelque chose. Je diffuse régulièrement, à la liste d'abonnés à mon site (www.muula.ca), des vidéos de quelques minutes sur des sujets variés. Parmi toutes les capsules que j'ai réalisées, les deux ayant suscité le plus de témoignages acrimonieux touchaient le thème de l'acceptation du corps. De manière générale, les commentaires ont été très durs, certains internautes m'accusant même de ne pas comprendre la douleur d'être «gros» dans notre société.

Je sais donc que la recommandation de s'accepter tel que l'on est, en travaillant son image corporelle, passe difficilement. Pourtant, s'accepter ne veut pas dire se résigner. C'est au contraire se permettre de jeter les bases d'une meilleure relation avec soi-même et se libérer de l'emprise d'une mauvaise image corporelle de soi.

Les besoins fondamentaux selon Maslow

Saviez-vous que les besoins d'affection, d'appartenance à un groupe et d'estime de soi font partie des besoins fondamentaux de l'homme? C'est en effet les 3e et 4e besoins selon la pyramide de Maslow, conçue dans les années 1940.

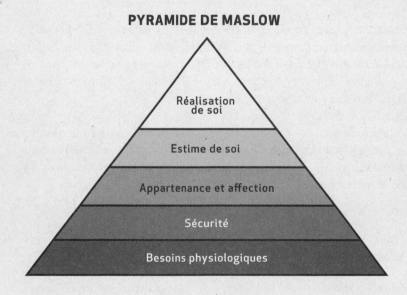

PYRAMIDE DE MASLOW

Réalisation de soi

Estime de soi

Appartenance et affection

Sécurité

Besoins physiologiques

Même si cette pyramide est discutable – la hiérarchie des besoins n'est pas nécessairement la même pour tous –, il est intéressant de noter que les besoins d'affection, d'appartenance à un groupe (niveau 3) et d'estime de soi (niveau 4) sont sur un pied d'égalité avec manger et boire. Ces besoins étant difficilement comblés, on comprend pourquoi les personnes qui n'acceptent pas leur poids connaissent plus de difficulté que les autres à atteindre le niveau d'accomplissement de soi.

Le rejet de la différence

Nous vivons dans une société paradoxale : nous aimons les différences – culturelles, vestimentaires, culinaires, artistiques –, mais pour le poids, c'est différent. Tous pareils, mais tous différents ! La différence s'avère donc beaucoup plus difficile à accepter qu'elle n'en a l'air, comme en témoigne la souffrance des personnes qui n'acceptent pas leur poids.

Cette souffrance, je l'entends tous les jours à la clinique. Elle est nourrie de tous les préjugés concernant les « gros », par exemple « ils ne savent pas se nourrir », « ils mangent trop et mal » et « ils n'ont aucune volonté ». Elle se vit sous le regard anxieux et désapprobateur des autres qui craignent de leur ressembler un jour. C'est une réalité, les personnes qui souffrent d'un surpoids important doivent composer avec une hostilité sociale constante. Celle-ci est d'autant plus grande que les autres vivent dans la crainte de devenir eux-mêmes très « enrobés » un jour.

Face à un tel rejet, on ne s'étonnera que les personnes en surpoids aient du mal à se sentir bien dans leur corps. Marginalisées et minoritaires, elles se sentent gauches et inadaptées à leur environnement, jusqu'à porter sur elles-mêmes un jugement très critique et sévère. Cette dévalorisation corporelle, c'est le nœud du problème de poids.

Au lieu de blâmer son corps pour ce qu'il n'est pas (beau, mince, musclé) et de le faire taire par des repas ou grignotages trop copieux, pourquoi ne pas le laisser nous parler et se le réapproprier comme un ami qui nous veut du bien ? Et qui, en passant, ne se trompe jamais...

L'estime de soi

Comme on vient de le voir, une mauvaise image corporelle est à la base des problèmes de poids et des problèmes d'estime de soi. Forte de ce constat, je vous invite à essayer de modifier la perception que vous avez de vous-même : vous voir non plus comme prisonnier d'un corps trop gros et mal fait, mais comme un être complet aux multiples facettes. Vous voir comme un tout, et non comme une partie de la personne que vous rêvez d'être, c'est ainsi qu'on se réapproprie la vie.

Votre corps n'est pas une prison, mais il peut le devenir si vous décidez d'y vivre enfermé et de ne vivre que pour lui. Malheureusement, les personnes qui souffrent de troubles du comportement alimentaire, que ce soit d'anorexie, de boulimie, d'hyperphagie boulimique ou de troubles alimentaires non spécifiques (TANS) le perçoivent souvent ainsi. Le corps prend toute la place dans leur vie psychique, elles ne pensent qu'à lui et peuvent parfois chercher par tous les moyens à l'amincir, à le muscler, à l'embellir. Frustrations garanties! Car, faute d'une bonne estime de soi, le corps n'est jamais investi positivement et fait l'objet d'innombrables autocritiques: «J'ai trop de cellulite sur les cuisses», «Mes dents sont mal alignées», «Mes cheveux frisent avec l'humidité», «Je suis trop petite, trop grande, trop grosse, trop maigre, trop menue, trop charpentée...»

Nous l'avons vu: le manque d'estime de soi est le principal responsable du désir de maigrir. Rappelez-vous, n'était-ce pas une insatisfaction personnelle qui vous a conduit à vouloir changer de silhouette et à perdre du poids, la fois où vous avez commencé votre premier régime?

Apprendre à s'écouter; vivre en liberté sans être constamment englouti par une vague d'émotions que seuls les aliments peuvent apaiser; cesser d'exister uniquement pour son poids et par son apparence; tout cela passe par un travail sur l'estime de soi et non par une perte de poids. Il faut commencer par là!

Mais au fond, qu'est-ce que l'estime de soi? Dit simplement, l'estime de soi est la valeur que l'on s'accorde: plus votre estime de vous-même est bonne, plus vous vous faites confiance. Inversement, plus elle est faible et plus vous faites confiance aux autres, c'est-à-dire à vos proches et à la société. Il n'est donc pas étonnant que les gens qui souffrent d'une faible estime d'eux-mêmes veuillent perdre du poids à tout prix. Ils vivent dans l'illusion qu'en devenant conformes à ce que la société attend, ils seront acceptés et acceptables. Travailler son estime de soi est capital; cela revient à reconnaître que la solution aux problèmes de poids et d'amaigrissement se trouve à l'intérieur de nous, et non à l'extérieur comme les fabricants de régimes le font croire.

Surtout, ne pas se juger !

Je ne compte plus le nombre de clients à ma clinique éprouvant un tel mépris face à leur corps qu'il est difficile de leur faire accepter l'idée qu'il puisse en être autrement. Ces personnes croient, à tort, qu'en se détestant physiquement elles se motivent pour se maintenir dans des restrictions alimentaires sévères et ainsi atteindre leur objectif de poids. Or, c'est tout l'inverse qui se produit : à force de s'autocritiquer, leur vie quotidienne les laisse sur leur faim, elles ne vivent que pour des lendemains plus radieux et s'épuisent à mener un combat rude et sans fin contre elles-mêmes.

Maltraiter son corps en lui imposant des régimes sévères ou autres stratégies de perte de poids, c'est se maltraiter soi-même ! En effet, le corps n'est pas une chose détachée de soi. S'aimer ou aimer quelqu'un, c'est aimer sa personne tout entière, son corps autant que son âme, son énergie, son caractère, sa personnalité, ses émotions. La preuve en est : pouvez-vous dire à quelqu'un que vous l'aimez en excluant son corps ? Cela reviendrait à lui dire : « Je t'aime sauf ton corps », cela n'aurait aucun sens, n'est-ce pas ? De la même manière, comment est-il possible d'avoir une belle image de soi tout en rejetant son propre corps ? Et seriez-vous aussi sévère envers quelqu'un que vous aimez qu'envers vous-même ? Je mets ma main au feu que vous seriez incapable de faire subir à un être cher tout ce que vous vous infligez en matière de privations alimentaires ou d'excès sportifs. S'imposer un régime de 1 500 calories par jour, en plus d'un entraînement de marathonien, cela ressemble plus à de la torture qu'à un acte bienveillant. Mais si vous n'êtes pas bienveillant envers vous-même, qui le sera pour vous ?

Lâcher prise

Alors, comment prendre soin de votre corps sans le torturer ? Où se situe le point d'équilibre entre bienveillance, respect de vos limites et prise de nourriture ?

Une fois de plus, c'est en cherchant en vous que vous trouverez, car ce qui est excessif pour l'un peut être normal ou insuffisant pour l'autre. Cela signifie que, pour être bien dans son corps (remarquez que je ne parle plus d'esthétique

mais de bien-être), chacun doit connaître ses goûts, ses limites et ses besoins…
puis les respecter.

Au risque de me répéter, ne me croyez pas sur parole ! Faites l'expérience
vous-même. Lâcher prise en ce qui concerne votre poids revient à découvrir
comment prendre soin de votre corps afin de vous sentir bien. En conséquence, vous vous concentrerez non plus sur votre apparence, mais sur ce qui
est bon pour vous ; vous pourrez alors laisser derrière ce qui fait mal, par
exemple, les restrictions alimentaires, le sport à outrance ou la comptabilité
des calories.

Mais, soyons honnête, maigrir n'est pas l'objectif du travail de lâcher prise ;
c'est une conséquence possible qui peut se produire si votre corps n'est pas à
son poids naturel. Il se peut que le fait de lâcher le contrôle sur votre poids
vous amène à en perdre. C'est ce qui arrive quand on laisse enfin le corps
fonctionner librement. Par définition, perdre le contrôle du poids revient à ne
plus chercher à tout prix à en perdre mais à vous centrer sur vous afin de
comprendre le langage de votre propre corps : que dit-il à travers des sensations physiques ? Que veut-il vous communiquer sur vos vrais besoins, vos
limites et vos émotions ? Moins on y porte attention, plus il retrouve ses capacités à se gérer tout seul.

Le toucher et le shiatsu

Le toucher constitue un excellent moyen de prendre contact avec son corps.
Or, celui ou celle qui a une mauvaise image corporelle évite souvent de toucher ou de se faire toucher, surtout aux endroits de son corps qui déplaisent.

Josée, une de mes clientes, refusait systématiquement que son conjoint lui
touche le ventre. Après plusieurs séances au cours desquelles elle évoquait
son dégoût face à ce ventre mou et disgracieux, Josée s'est allongée un soir à
côté de son mari, lui a pris la main et l'a guidée pour se faire caresser tendre-
ment le ventre. Combien ce fut difficile pour elle, surtout que sa petite voix
intérieure lui murmurait à l'oreille : « Au secours, Jean est en train de toucher
mon ventre mou et laid ! » Puis, après quelques minutes, elle s'est mise à
apprivoiser le contact de cette main sur son ventre et à savourer ce moment

139

d'intimité. Grâce à cet « exercice », Josée et Jean se sentaient plus proches que jamais l'un de l'autre. Jean était d'ailleurs tout aussi ému qu'elle.

Le corps est un réservoir d'émotions extraordinaire. Si les émotions y sont figées et emprisonnées telles des bulles d'air qui ne peuvent s'échapper d'un liquide, la pression monte et des tensions apparaissent. Ces tensions peuvent aller jusqu'à s'exprimer parfois sous forme de douleurs ou de problèmes de santé : maux de dos, asthme, forte tension artérielle, insomnie, maux de tête, etc.

De par mon expérience et selon l'avis de nombreux spécialistes, le shiatsu, une forme de massage thérapeutique d'origine japonaise, est particulièrement approprié pour apprivoiser son corps et ses émotions.

Viser l'être et non les résultats

Le shiatsu, qu'il soit thérapeutique ou de détente, considère l'être humain dans sa totalité. À l'aide de légers étirements et de pressions douces le long du corps, principalement sur les points et les méridiens d'acupuncture, le thérapeute invite le corps à rétablir son équilibre physique, émotionnel et mental.

En tant qu'outil, le shiatsu excelle pour se connecter à soi et pour accéder aux émotions profondément enfouies en nous. Il s'accorde aussi parfaitement à l'approche de la pleine conscience alimentaire qui, elle aussi, s'enracine dans la philosophie asiatique selon laquelle l'être humain possède en lui le potentiel de guérison. Faire preuve d'ouverture, de bienveillance et de compassion face à nous-même et notre corps ne peut donc que nous mener sur le chemin du mieux-être et de l'équilibre. Viser l'être et non les résultats garantit d'obtenir de vrais résultats*.

---

* Comme il existe plusieurs courants en shiatsu, informez-vous avant de prendre rendez-vous ! Le shiatsu selon Namikoshi, par exemple, est très vigoureux et peut être douloureux. Ce n'est pas le cas d'autres approches, dont le Zen Shiatsu, qui est extrêmement doux.

D'abord, le shiatsu s'avère un merveilleux outil pour gérer le stress, rétablir l'équilibre énergétique ainsi que réduire les souffrances physiques et psychologiques. De plus, comme le shiatsu s'exerce sur un matelas au sol, cette pratique convient particulièrement bien aux personnes en surpoids et obèses. Fini l'angoisse de l'étroitesse de la table de massage! Même si elles sont solides, les tables de massage ne sont pas nécessairement adaptées aux personnes corpulentes. Il n'est pas facile de s'y sentir à l'aise, surtout quand vient le moment de se retourner. L'exercice frise la catastrophe et l'amour-propre en prend un vilain coup, ce qui vient effacer tout le bien-être dispensé par le thérapeute.

Autre avantage très apprécié, le shiatsu ne se pratique pas à même la peau, mais à travers les vêtements. Le fait de rester habillé favorise la détente et le relâchement chez les personnes mal à l'aise avec la nudité. Le shiatsu est donc un fabuleux compromis pour ceux qui souhaitent se faire masser et qui ont du mal à calmer le « hamster » qui s'agite furieusement dans leur tête dès que quelqu'un entre en contact, physique ou visuel, avec leur corps dénudé.

C'est physique!

Les personnes qui souffrent d'une relation problématique avec leur poids peuvent connaître de grandes difficultés à pratiquer un sport ou une activité physique. Pour certains, le fait de parler d'activité physique crée un stress automatique et je les comprends parfaitement! On nous répète à longueur de journée qu'il « faut » faire du sport, mais pourquoi une telle pression? Pour vivre en bonne santé? Hum, là n'est pas la motivation principale: la plupart du temps, on pratique un sport pour perdre du poids. Le sport devient alors une nouvelle façon de contrôler son poids et son corps, à l'instar des régimes ou des chirurgies esthétiques. C'est là que le bât blesse.

Quand on est plus gros que les autres, on peut souvent croire que l'on est maladroit. On évite alors autant que possible les situations où l'on doit faire du sport. Faire du sport nous rappelle combien ce serait tellement merveilleux de vivre dans un autre corps. Au lieu de les aider à s'accepter telles quelles, le sport ne sert qu'à renforcer leur image corporelle négative.

Je vous propose donc une autre voie, celle du plaisir de bouger si simplement bon pour soi. Il suffit d'abord de trouver la manière de bouger qui nous convient, que ce soit seul, en groupe, en cours, en loisir ou en compétition.

EXERCICE
BRISER LE MIROIR

Pour accepter son corps tel qu'il est et en faire son meilleur ami, je vous propose comme exercice de vérifier l'influence qu'il a sur vous et votre image négative. Commencez par observer votre comportement dans la vie de tous les jours : est-ce que vous vous regardez dans une surface réfléchissante dès que l'occasion se présente, par exemple, dans les vitrines de magasin ou dans les vitres du métro ? Le hic avec cette habitude, c'est qu'elle vous laisse souvent déçu , car ce que vous volez voir à ce moment, c'est le corps que vous souhaitez avoir. Alors, pourquoi vouloir transformer tout ce qui nous entoure en un miroir accusateur ?

Si vous vous reconnaissez, la deuxième phase de l'exercice consiste à cesser cette habitude. La prochaine fois que vous aurez envie de vous regarder dans une vitrine, dites-vous que vous ne voulez plus vous faire souffrir. Votre reflet n'est qu'une image, ce n'est pas vous !

L'autre exercice que je vous propose est de cesser de regarder le corps des autres. Car, plus vous observez la morphologie des gens que vous rencontrez, qu'ils soient plus minces ou plus forts que vous, plus vous vous comparez et plus de votre corps que vous jugez.

Une fois de plus, la clé pour trouver l'activité qui nous convient relève d'un questionnement intérieur : que me dit mon corps lorsque je pratique telle ou telle activité ? Quel est mon état intérieur lorsque, par exemple, je marche ou je nage ? Est-ce que j'en retire du plaisir et du bien-être ? Pour reprendre contact avec ses émotions, l'activité physique peut être très aidante. On devient très présent à soi quand on met son corps en mouvement.

Tout comme pour le massage shiatsu, les activités physiques, quelles qu'elles soient, doivent servir à améliorer le bien-être ; en aucun cas, elles ne doivent être considérées comme une activité à cocher sur une liste. Car pratiquer une activité physique sans y prendre plaisir revient à s'infliger un mauvais traitement ; c'est l'équivalent des restrictions alimentaires qu'on s'impose dans un esprit de maîtrise et de contrôle. Elle ne fait alors qu'alimenter notre faible estime de soi, notre mauvaise image corporelle et donc notre propension à manger ses émotions.

En résumé

*Les personnes en lutte avec leur
poids souffrent souvent d'une faible
estime d'elles et d'une image corporelle
très négative. Par manque d'amour pour leur
corps et donc pour elles-mêmes, elles peuvent
s'infliger de mauvais traitements qui aggravent
le sentiment de dépréciation et le besoin de
manger leur émotions négatives.*

*Retrouver une image corporelle positive permet
de mettre un terme au cercle vicieux des émotions
et de la prise de poids. Pour ce faire, il est important
d'accepter son corps tel qu'il est et de commencer
à prendre soin de soi.*

*Le shiatsu, une forme de massage habillé qui se pratique
au sol, est particulièrement approprié aux personnes qui
ne sont pas à l'aise avec leur corps.*

143

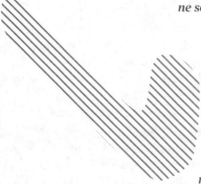

*Quelle que soit l'activité physique que vous
pratiquez, seuls le plaisir et le bien-être
doivent vous motiver.*

*C'est en respectant ses propres
besoins et ses limites avec
bienveillance que l'on peut espérer
se libérer de l'emprise que la
nourriture a sur soi.*

«J'endormais
ma douleur.»

Guylaine Guevremont

Je n'ai pas choisi d'écrire un livre intitulé *Manger ses émotions* par hasard! Malgré la bonne éducation alimentaire que j'ai reçue, je n'ai pas échappé, à l'adolescence, à la quête du corps parfait.

Quand j'étais jeune, je n'ai jamais eu de problème de poids: je savais quand j'avais faim et quand je n'avais plus faim. À la maison, il n'y avait pas un choix infini de mets aux repas et nous devions tous, sauf exception, manger à table. Une éducation alimentaire sans faute. Sauf que ma mère n'aimait pas son corps et enchaînait les régimes pour perdre du poids, ce que je ne comprenais pas parce qu'il n'y avait rien de plus parfait au monde, selon moi, que son corps moelleux.

Aux prises avec ses complexes et tout ce que ça impliquait en matière d'émotions – tristesse, colère, insatisfaction et culpabilité –, ma mère a voulu m'éviter le même sort qu'elle. Elle s'est donc donné pour mission de m'aider à éliminer mes petites imperfections.

Petite, j'avais, aux dires de certains, les oreilles décollées. À l'âge de 12 ans, ma mère m'a alors amenée chez un chirurgien pour régler le problème. À 16 ans, comme cadeau d'anniversaire, je lui ai demandé un traitement esthétique pour faire disparaître ma culotte de cheval.

Comme on pouvait s'y attendre, je n'ai pas été satisfaite du résultat. Comment aurais-pu l'être? Sans m'en rendre compte, je voulais un corps parfait! Très timide et mal dans ma peau – au cégep et à l'université, j'étais convaincue que tout le monde ne regardait que mon gros derrière! –, je pensais naïvement qu'un corps plus mince serait la voie du salut. Je me privais donc de tout. Je n'écoutais aucun signe que mon corps m'envoyait et je n'avais qu'un objectif, peser 10 livres de moins.

À 24 ans, j'ai décidé d'en finir avec mes complexes et je me suis offert une liposuccion. J'étais aux anges, j'allais enfin avoir le corps dont je rêvais depuis si longtemps! Les premières semaines après l'intervention, j'étais très satisfaite de mes jambes, elles me plaisaient vraiment. Mais, avec le temps, j'ai commencé à déchanter: je détectais une petite bosse ici, une autre là, mes cuisses n'étaient pas complètement droites, etc.

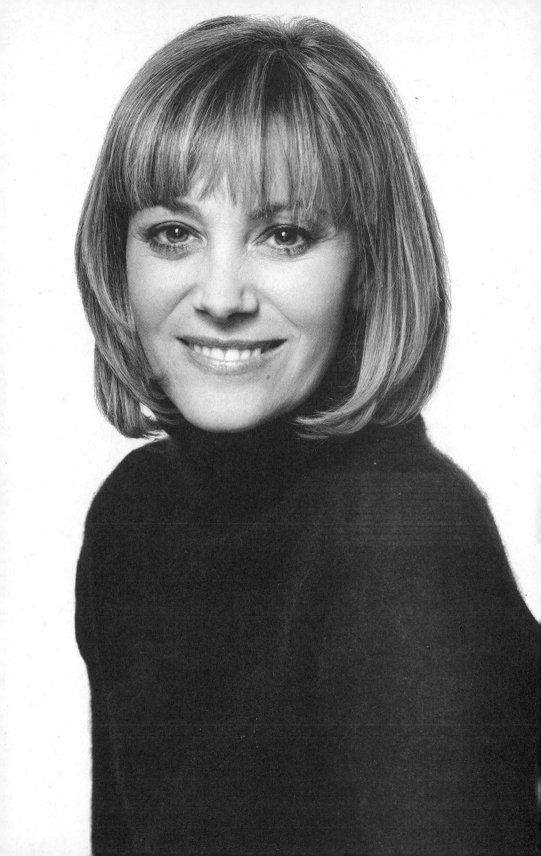

Et puis, c'est à mes seins que j'ai commencé à en vouloir, ils étaient trop petits et je ne les trouvais pas assez jolis. J'ai pensé à des implants mammaires, mais j'avais entendu dire que les prothèses en silicone pouvaient quelquefois empêcher une femme d'allaiter. Et si j'avais des enfants plus tard ? C'est pour cette unique raison que j'ai renoncé.

Et c'est à partir de ce moment-là que j'ai commencé à comprendre mon problème : je n'aimais pas mon corps.

Ma liposuccion avait tout de même un peu amélioré ma confiance en moi, juste assez pour que je rencontre un homme. Un homme que, pour une fois, j'avais choisi et qui semblait me plaire vraiment. Il était beau, il avait une carrière florissante, il m'aimait et on devait se marier. En surface, nous vivions une vie parfaite, mais la réalité était tout autre. Il était violent verbalement, jaloux et terriblement possessif. Sa présence me détruisait à petit feu, je le laissais m'abîmer sans en avoir conscience. C'est alors que j'ai commencé à manger mes émotions : j'endormais ma douleur en engouffrant des doubles portions. J'ai mangé, au cours des quatre années de notre relation, l'équivalent de 35 livres d'émotion : je finissais toujours mes assiettes au restaurant, ce que je n'avais jamais « réussi » à faire et, à la fin des repas, je ne me sentais même pas mal physiquement. Physiquement seulement parce que, moralement, j'étais en piteux état.

Je me rendais bien compte qu'il se passait quelque chose d'anormal dans mon corps. Je ne comprenais pas comment je faisais pour manger de si grandes quantités sans ne rien ressentir ; j'ai alors compris que j'avais perdu mes signaux de faim et de satiété. Puis j'en ai eu assez de cette relation destructrice. J'ai tout d'abord annulé le mariage, puis j'ai mis fin à notre relation. Je n'en pouvais plus, je suis retournée vivre chez mes parents et j'ai recommencé ma vie à zéro.

Dans mon cas, le seul fait d'avoir rompu a été suffisant pour que je retrouve ma capacité à reconnaître mes signaux de faim et de satiété. En six mois environ, j'ai retrouvé mon poids naturel. J'ai dû travailler sur moi en profondeur par la suite pour accepter le corps que la nature m'avait donné. Pour cela, j'ai dû apprendre à faire confiance à mes émotions et les laisser me guider. Tout un apprentissage ! Depuis, je n'ai plus jamais eu le désir de maigrir.

Chapitre

kilos

contre

sexualité

ouffrir d'une image corporelle négative cause évidemment des répercussions profondes sur la sexualité. Comment se sentir désirable lorsqu'on a honte de son corps? Comment supporter le regard et le désir de l'autre lorsqu'on est tellement triste à cause de nos rondeurs, de notre cellulite ou de notre ventre trop mou à notre goût? Comment accorder sa confiance à quelqu'un qui nous aime alors qu'on ne s'aime pas soi-même? Comment lâcher prise et sentir un désir sexuel lorsqu'on vit déconnecté de son corps? Autant de questions que l'on aborde rarement quand on parle de poids, mais qui sont pourtant d'une importance capitale.

On ne se cachera pas que la sexualité est un sujet très délicat à aborder, en particulier dans le contexte de l'image corporelle et des émotions évoquées précédemment: honte, culpabilité, déni, rejet, douleurs physiques, inconfort corporel, désinvestissement du corps, etc. J'ai pourtant choisi d'y consacrer un chapitre parce que sexualité, image corporelle et nourriture sont intimement liées comme nous allons le voir. Se réconcilier avec son corps et l'accepter tel quel mène à une meilleure relation avec la nourriture et avec sa sexualité. Il s'agit aussi souvent des premières étapes vers une sexualité épanouie. Eh non! la manière dont on vit sa sexualité n'est pas sans rapport avec l'habitude de manger ses émotions.

La pression sociale

Notre société entretient un paradoxe intrigant vis-à-vis de la sexualité: d'un côté, la sexualité est montrée, filmée et racontée dans les moindres détails; d'un autre côté, elle demeure encore entièrement taboue. À preuve, essayez d'aborder le sujet dans un dîner entre amis! Blagues et rires fuseront vite afin de ne laisser aucune place à des échanges intimes et profonds. Dans le milieu médical, le sujet de la sexualité se révèle tout aussi difficile à aborder. Est-ce que votre médecin de famille prend des nouvelles de votre vie sexuelle? Il s'intéresse à votre tension artérielle, à votre transit intestinal ou à vos problèmes articulaires. Mais votre vie sexuelle, elle? Avouez que c'est quand même bizarre!

Il semble qu'on accepte de parler de sexualité uniquement lorsqu'elle concerne les autres. On peut en effet passer des heures à débattre de sujets de société liés à la sexualité, par exemple l'hypersexualisation des jeunes filles, mais parler de sa propre sexualité continue d'être difficile. Mis à part dans le cabinet d'un sexologue, les lieux pour en jaser se comptent sur les doigts de la main, et encore...

Autre point intéressant à noter, la société véhicule un message paradoxal à travers l'apologie de la minceur : plus vous êtes mince, plus vous êtes séduisant ! À tel point que les magazines dépeignent presque exclusivement des hommes et des femmes d'une minceur extrême. Or, comme nous le savons, la privation excessive engendre de nombreux problèmes médicaux, dont la perte de libido. L'étude réalisée dans le Minnesota l'avait d'ailleurs souligné : les hommes ayant accepté de se soumettre à des restrictions alimentaires avaient tous noté une baisse de leur libido[1].

L'absence de désir sexuel compte aussi parmi les effets secondaires de l'anorexie, comme le dit le Dr Wilkins dans son livre *Adolescentes anorexiques, plaidoyer pour une approche clinique humaine.* L'auteur y décrit la métamorphose des jeunes filles guéries de leur anorexie : sous l'effet d'une reprise de poids, elles retrouvent leur cycle menstruel, redécouvrent le plaisir de prendre soin d'elles et voient s'éveiller le désir amoureux.

149

Associer la minceur à la séduction et à la sexualité relève de l'aberration et du leurre : mettez-vous au régime et vous avez, au contraire, toutes les chances de perdre tout désir sexuel ! Certes, vous vous approcherez aux critères de minceur que la société valorise, mais si vous avez peu d'appétit sexuel, avouez que cela vous fera une belle jambe. Une perte de poids importante cause aussi d'autres inconvénients : maux de tête, sautes d'humeur, constipation... Ça ne favorise pas la libido, ça !

Un autre message paradoxal véhiculé par notre société au sujet de la sexualité concerne la notion de performance. À en croire les reportages, les articles féminins et les magazines de mode, nous devrions tous être des bêtes de sexe, sinon nous avons un problème ! Comme si les magazines savaient mieux que nous ce que notre sexualité devrait être.

---

1   D. GARNER, « The Effects of Starvation on Behavior: Implication for Dieting and Eating Disorders », *Heathy Weight Journal*, 1998.

Pas étonnant alors que devant tant de pressions et de contradictions sociales, la sexualité soit un sujet difficile et une source de complexes, voire d'angoisses, pour certains. Car pour une femme, être mince, jolie, intelligente, en pleine santé, performante au travail, mère de famille dévouée, cuisinière hors pair, bonne ménagère et parfaite épouse est un défi... de taille!

La difficile intimité

Chez les personnes qui mangent leurs émotions, la question de l'intimité peut être au cœur du problème. Mais au fond, qu'est-ce que l'intimité et en quoi est-elle problématique?

Vivre un moment d'intimité avec quelqu'un, c'est se mettre en état de vulnérabilité, l'intimité impliquant une forme d'abandon de soi et de se montrer tel que l'on est vraiment. Or, les personnes qui redoutent inconsciemment l'intimité confondent en général vulnérabilité et faiblesse. Cette confusion aidant, elles craignent de lâcher le contrôle qu'elles exercent sur elles-mêmes et sont incapables de se laisser aller réellement. Elles vont alors jusqu'à mettre en place toutes sortes de stratégies, dont la maladie, pour éviter de se confronter à l'intimité. Insatisfaites de leur sexualité, elles en veulent alors d'autant plus à leur corps: s'il était plus mince, leur vie sexuelle serait normale, pensent-elles.

Une vie sexuelle épanouie ne dépend pas de ce que l'on fait, mais de ce que l'on est. Et de ce que l'on ressent. Vous pouvez crier, hurler ou gémir de plaisir, si après l'acte sexuel, quelque part au fond de vous, vous vous sentez mal, dégoûté de vous-même et avec l'impression de n'être apprécié que pour votre prestation sexuelle, vous devrez commencer d'abord par apprendre à vous aimer vraiment : vous aimer non pas pour ce que vous faites, mais pour ce que vous êtes. Votre sexualité et celle de votre partenaire n'en seront que plus riches. Surtout, n'oubliez pas que le sexe ne devrait pas uniquement être un don de soi: même dans le partage, le plaisir sexuel est avant tout un plaisir égoïste, dans le sens où le désir vient de soi.

La notion de soi comme point de départ du désir et point d'arrivée du plaisir peut être difficile à concevoir chez les personnes qui ont une mauvaise

150

image corporelle. Elles peuvent en effet se voir comme un «objet» destiné à plaire ou comme un gros sac vide, laid ou mou. Dans un tel contexte, ressentir un désir sexuel constitue tout un défi! De manière symétrique, il est tout aussi difficile pour ces personnes d'assumer le désir sexuel de leur partenaire et d'accepter que leur corps puisse susciter du désir. Savourer les mots d'amour sans les trouver déplacés et ridicules, prendre du plaisir sans se forcer ou se sentir humilié, tout cela leur semble hors de portée.

Encore une fois, la voie pour accéder à une véritable intimité passe par la réconciliation avec son corps. S'accepter et être fier de plaire à son partenaire, s'apprécier au point d'aimer se déshabiller toutes lumières allumées devant son partenaire, tout cela tient de la science-fiction pour plusieurs. Vous n'êtes pas seul à le penser. Nombreuses sont les personnes qui se sentent inconfortables, voire prises dans un étau émotionnel, quand vient le temps des retrouvailles érotiques. Que faire de son propre corps? Comment être? Que dire? Quelle position adopter? Comment toucher l'autre?

On a beau mettre ce malaise sur le compte de notre corps, soi-disant trop gros à notre goût, ce trouble émotionnel témoigne en réalité d'un problème plus profond: la faible estime que l'on se porte.

151

Le sexe et le manque de repères

Même si on peut le déplorer, le lien entre la sexualité et la minceur tient de l'évidence. Plusieurs femmes nourrissent le désir qu'à travers un régime, elles deviendront plus attirantes, non pas pour multiplier les expériences sexuelles avec des partenaires variés, mais pour mieux habiter leur corps et plaire davantage. La séduction compte au nombre des motivations majeures chez les personnes qui souhaitent perdre du poids.

Mais ce n'est pas si simple. Il faut bien reconnaître que la «quête de l'heureux élu» masque en réalité un autre problème. C'est l'arbre qui cache la forêt. Parce qu'une fois en couple, la vraie difficulté n'est pas de séduire, mais de s'épanouir. Comment bien vivre sa vie sexuelle avec l'homme ou la femme qui partage notre quotidien? Comment se sentir sexuellement l'égal de l'autre? Comment préserver désir et complicité durable, une fois la phase passionnelle passée? Tous sont confrontés à ces vraies questions, hommes ou femmes, minces ou enrobés.

Devant tant de questions laissées souvent sans réponse, je déplore le manque d'enseignement en matière d'intimité sexuelle. L'absence d'intérêt pédagogique pour cet aspect de notre vie laisse pantois: on peut suivre des cours de cuisine, de mécanique, de musique ou de peinture, on peut aussi assister à des conférences sur des sujets aussi variés que passionnants, mais la sexualité s'entoure de silence.

La sexualité se borne souvent au marché de la pornographie, un marché d'autant plus florissant que les gens cherchent aide et informations pour mieux vivre leur sexualité. À qui s'adresser? Il n'est pas étonnant qu'on se tourne vers la pornographie pour tenter d'y trouver des réponses. Or, les films pornographiques, les revues XXX ou même les *sex toys* qui abondent sur le marché laissent plusieurs sur leur faim, tout simplement parce que la question de l'intimité est souvent éludée. Hommes ou femmes, plusieurs choisissent, par dépit, d'occulter le problème de leur sexualité: au mieux, elle n'est pas si mal, voire satisfaisante; au pire, elle est, désastreuse. Que faire d'autre?

Sans repères, on est tous en effet relativement perdus. Nos parents ne nous ont souvent rien transmis sur le sujet et, à notre tour, nous ne transmettons pas grand-chose à nos enfants. Pourtant, certains savoirs se transmettent plutôt bien: qui ne connaît pas la recette de tarte aux pommes de sa grand-mère? Ou les histoires de pêche et de chasse de son grand-père? Si l'on considère qu'il est important de transmettre des valeurs morales telles que le respect de l'autre, le sens de l'engagement, le courage, pourquoi ne transmettons-nous rien au sujet du savoir sexuel? Rien qui se partage de génération en génération à ce sujet! À chacun de frayer son chemin au risque de se fourvoyer et de prendre la mauvaise direction.

Tout comme nos liens complexes à la nourriture, notre relation à la sexualité se développe difficilement: trouver une source d'épanouissement, parler de ses besoins et de ses limites, comprendre que la relation se joue à deux, rien de tout cela ne tombe sous le sens. Ne serait-il pas merveilleux qu'à l'âge où s'amorce notre vie sexuelle, on puisse recevoir de la part de nos aînés des clés pour l'appréhender?

Le besoin de sexualité et d'amour

Dans la pyramide des besoins que l'on a vue précédemment, Maslow[2] place la sexualité parmi les besoins les plus primaires, au même niveau que respirer, manger, boire, dormir et éliminer. Or, la sexualité n'étant pas qu'une question de sexe, mais aussi de relation affective, Maslow la situe aussi au niveau du besoin d'appartenance et d'amour (le 3e niveau, selon la hiérarchie des besoins). C'est pourquoi, selon lui, une sexualité épanouie comble autant un besoin physiologique qu'affectif, ce qui explique bien sûr pourquoi la sexualité est si complexe. On peut se sentir nourri au niveau affectif sans avoir de sexualité et on peut avoir de nombreuses relations sexuelles sans être comblé sur le plan affectif. Considérer notre sexualité dans le contexte d'une telle dualité permet de s'interroger sur sa qualité : si la sexualité ne nous nourrit pas, est-ce qu'il s'agit d'une déficience de niveau 1 (respirer, manger, etc.) ou de niveau 3 (appartenance et amour) ? Est-ce un problème de sexe ou de relation amoureuse ?

Ce qui me surprend toujours quand mes clients et moi évoquons les problèmes de sexualité, c'est ce paradoxe qu'ils vivent entre le dégoût de leur corps et le désir d'être en couple.

Juliette, une jeune cliente que je suis depuis plusieurs années, n'aime pas du tout son corps. Elle rêve de vivre en couple, mais s'est mis en tête qu'aucun homme ne veut d'elle à cause de son surpoids. Elle s'est donc fixé l'objectif de perdre du poids avant de s'autoriser à faire une rencontre durable. Mais là n'est pas son plus grand problème. Juliette fantasme sur le couple fusionnel ; elle veut de l'amour fusionnel, un amour où le couple ne fait plus qu'un.

L'amour fusionnel se reconnaît à la manière dont on en parle : « on se connaît à peine et on pense exactement pareil », « on dirait qu'il lit dans mes pensées », « il fait tout ce que j'ai toujours rêvé qu'on fasse pour moi » ou « je voudrais passer tout mon temps avec lui ». C'est le concept d'âme sœur, le conjoint a priori parfait qui pense à l'autre plus qu'à lui-même.

Dans son imaginaire, Juliette souhaite donc rencontrer quelqu'un qui la comprenne mieux qu'elle ne se comprend elle-même et qui devine ses désirs avant qu'elle les nomme. Une personne qui sera là pour elle quoi qu'il

153

---

2   A.H. MASLOW, « A Theory of Human Motivation », publié originalement dans *Psychological Review*, 50, 1943, p. 370-396.

advienne. Mais, voilà, ce désir d'amour fusionnel réside à l'opposé de la capacité d'intimité. Dit autrement, plus on est dans l'amour fusionnel, moins on est capable d'intimité. Pourquoi ? L'amour fusionnel semble pourtant la panacée du vide amoureux, le nec plus ultra d'une relation passionnée. Pourquoi alors l'intimité est-elle incompatible avec ce type de relation ? Parce qu'à force de penser à l'autre plus qu'à vous-même, sans vous en rendre compte, vous êtes petit à petit en train de tenir des comptes. Personne ne peut vivre à long terme dans le fantasme du don ou de l'oubli de soi.

Si, de plus, vous avez du mal à parler de vos frustrations, et si vous vous enfermez dans une sorte de mutisme, vous pouvez alors ruminer sans fin dans votre coin, en pensant que vous êtes encore tombé sur le mauvais numéro et que, décidément, vous n'avez pas de chance en amour. Si, par-dessus le marché, la nourriture est une source d'apaisement pour vous, il y a fort à parier que vous mangerez de plus en plus, sans même en avoir conscience. Certaines de mes clientes me rapportent d'ailleurs que c'est en couple qu'elles prennent en général le plus de poids. Le vide émotif de leur relation amoureuse pourrait-il en être la cause ?

154

En amour, être constamment tourné vers l'autre constitue un leurre et un piège dans lequel, au départ, on est bien heureux de tomber. Mais un jour ou l'autre, la limite de l'amour fusionnel est inévitablement atteinte. On vient de frapper le « ça passe ou ça casse » : soit la relation évolue grâce à une communication de qualité de part et d'autre ; soit elle prend fin sous le poids de la déception mutuelle.

Si la déception ne semble pas une émotion aussi violente que la peur ou la colère, il s'agit d'une émotion de fond très puissante. Car, dans la vie, on a mille raisons d'être déçu, à commencer par nos parents, à qui nous avons tous tellement de choses à reprocher. Ajoutez-y les déceptions amoureuses de l'adolescence, les déceptions professionnelles plus tard, les déceptions familiales, les trahisons amicales et j'en passe : on arrive à l'âge adulte avec de sacrées déceptions. Sans en avoir conscience, on peut alors petit à petit se tourner vers la nourriture pour y trouver un réconfort quotidien.

Le complexe du surpoids dans les relations sexuelles

La sexualité fait rarement partie de nos préoccupations quotidiennes. On passe nos journées à travailler et à nous occuper de mille choses ; on considère alors que l'on a suffisamment de problèmes et de frustrations à gérer pour ne pas en rajouter avec notre sexualité.

Mais ce n'est pas parce qu'on les ignore que les problèmes n'existent pas. L'anxiété liée à votre sexualité peut s'exprimer, en réalité, dans toutes sortes de douleurs trop faciles à mettre sur le compte d'un mode de vie trop stressant, trop sédentaire. Vous pouvez ainsi souffrir de maux chroniques divers, tels que maux de tête, douleurs lombaires, tensions abdominales, etc. Dans certains cas, l'anxiété peut prendre des formes plus radicales comme des douleurs pendant les rapports sexuels ou le vaginisme (contractions des muscles qui entourent le vagin et qui empêchent toute forme de pénétration).

La plupart du temps, vos douleurs passent inaperçues auprès de votre entourage. Vous êtes habitué à gérer seul vos différents bobos, alors vous prenez un cachet si nécessaire, un bain ou un bon bouquin et hop ! au lit. À chacun ses stratégies pour gérer son niveau d'anxiété ou de stress et pour s'apaiser... Votre conjoint ou vos proches peuvent donc ne rien savoir de votre état émotionnel, pas plus qu'ils ne savent que vous souffrez peut-être de compulsions alimentaires qui vous ravagent le soir ou la nuit. Par honte, peur du jugement ou culpabilité, vous avez pris l'habitude de vous taire. Par honte, vous évitez l'intimité.

Dans le cas de souffrances plus graves telles que le vaginisme, vous ne pouvez plus faire comme si de rien n'était. Si votre partenaire souffre lui-même d'un manque de confiance en lui et que la communication verbale peine, cela peut suffire à vous décourager mutuellement de la sexualité. Il n'est pas rare alors que le célibat devienne un choix volontaire, même si la solitude engendre d'autres frustrations. S'attaquer à leur problématique sexuelle peut susciter une telle peur que certains préfèrent éviter toute confrontation avec leur intimité.

155

Sans en arriver à cet extrême, plusieurs de mes clientes me décrivent un scénario répétitif et difficile. Au stade de la rencontre amoureuse, éprises d'un homme à qui elles ne trouvent aucun défaut – c'est enfin le bon! –, elles en oublient leurs complexes et leurs difficultés personnelles. Elles sont pleines d'espoir, convaincues que cette fois-ci, ça y est! Tout va pour le mieux dans le meilleur des mondes. Par contre, quand vient le moment de faire l'amour, elles plongent à nouveau dans une anxiété qui prend toute la place. Chacune a développé les stratégies qui lui conviennent pour se protéger: se déshabiller dans le noir, ne pas se montrer nue, éviter d'être caressée sur certaines parties du corps.

Selon mon expérience, les femmes et les hommes incapables de se laisser complètement aller sont plus nombreux qu'on ne le croit. Il n'y a en effet que dans leurs fantasmes qu'ils se sentent vraiment libres. Pourquoi est-ce si difficile?

Les kilos, rempart contre un désir sexuel non assumé

Le désir sexuel est loin d'être simple, d'autant que les mythes l'entourant sont aussi nombreux que puissants. Par exemple, l'idée répandue selon laquelle les femmes ressentent moins de désir sexuel que les hommes, une affirmation que la plupart des sexologues réfutent. D'après de nombreux professionnels, le genre masculin ou féminin ne serait pas aussi discriminant qu'on le pense.

Le désir sexuel, des femmes en particulier, s'accompagne de nombreux clichés. Éduqués et formés à penser en fonction de ces mythes, plusieurs trouvent que s'en défaire ne relève pas d'un coup de baguette magique. **Si votre libido vous semble en berne, il se peut que votre surpoids soit en réalité un rempart contre un désir sexuel bien plus grand que vous ne l'imaginez! Les kilos en trop forment une carapace protectrice qui vous est très utile.** Les personnes qui ont souffert d'abus sexuels dans leur enfance, par exemple, auront de grandes difficultés à se débarrasser de leur surpoids, malgré leur désir de mincir. Leurs kilos jouent, à leur insu, le rôle de bouclier contre toute agression extérieure.

Si vous doutez que vos kilos puissent vous être utiles, voici une histoire qui pourrait vous éclairer. Julie, une de mes clientes, m'a confié au cours d'une consultation qu'elle se trouvait bien trop grosse pour porter des robes d'été ; elle en rêvait pourtant, au point de se sentir coupable d'envier ses amies qui osaient en porter. Bien sûr, son problème de poids en masquait un autre, ce qu'elle a découvert peu longtemps après. Un jour, décidée à faire fi de son poids, Julie s'est acheté LA robe qu'elle avait repérée dans une vitrine et l'a portée toute une journée. Pour la première fois, elle se sentait bien dans une robe. Pourtant, en dépit de sa joie, elle ne l'a jamais remise... À sa grande surprise, les hommes qu'elle croisait dans la rue ne semblaient pas du tout indifférents à elle ! Mais, au lieu d'être heureuse de plaire, Julie se sentait terriblement mal à l'aise et incapable de soutenir le regard d'un homme teinté du moindre désir sexuel. Elle a donc rangé sa robe et a retrouvé avec bonheur ses vieux pantalons et tee-shirts. Grâce à cette expérience, Julie a compris que son problème de poids en cachait un autre bien plus criant : la peur de la sexualité.

La question du désir sexuel est une des motivations les plus souvent évoquées par mes clients. Au début de nos rencontres, elles – ce sont surtout des femmes – disent vouloir perdre du poids pour des raisons de santé ou pour être mieux dans leur corps. Arrive un moment où elles avouent que le désir de plaire les motive également : elles recherchent le regard approbateur des hommes, elles ont envie de plaire et de se sentir vraiment comme des femmes.

En même temps qu'elles veulent plaire, ces femmes font tout pour ne pas y arriver. Elles me confient souvent qu'elles ont peur de leur propre désir. Leur poids est devenu un rempart facile derrière lequel elles peuvent se cacher et rester fidèles. Se sentir grosses et peu attirantes est un moyen diablement efficace d'échapper à un désir sexuel intense. La sexualité est tout aussi effrayante qu'attirante. Elle peut susciter chez certaines personnes toutes sortes de fantasmes : que deviendraient-elles en se laissant aller à des désirs sexuels complètement débridés, des bêtes de sexe insatiables ? Quelles sortes de forces obscures les contrôleraient ? Seraient-elles toujours en mesure de mener leur petit train-train quotidien ? Seraient-elles capables de résister aux avances des hommes ? Mettraient-elles leur couple en danger ? Devant tant de questions effrayantes, mieux vaut maintenir le désir sexuel dans un tiroir fermé à double tour !

Les femmes en surpoids plus pénalisées que les hommes

Selon la sexologue-clinicienne Karine Archambault, les hommes et les femmes ne logeraient pas à la même enseigne en matière de libido. Pour les hommes, la stimulation sexuelle passe essentiellement par le regard et, pour les femmes, par une représentation érotique de leur corps.

La perception que les femmes ont de leur corps influence donc directement leur sexualité. Si elles se sentent belles, attirantes et désirables, elles vont pouvoir amorcer un contact avec un partenaire, croire qu'elles peuvent déclencher en lui un désir sexuel et vivre une relation sexuelle positive. La libido des hommes, elle, s'exprime davantage par la vue; ils sont donc moins sensibles à la représentation qu'ils ont d'eux-mêmes. Ils sont aussi plus sensibles à l'apparence physique de leur partenaire que les femmes, comme l'a montré une recherche menée en 1993[3].

En 2010, Devendra Singh, chercheure au département de psychologie de l'université du Texas, a tenté de cerner les critères qui permettent aux hommes de qualifier une femme comme étant désirable[4]. Pour ce faire, la chercheure a mené une douzaine d'études dans lesquelles elle a demandé à des hommes d'évaluer leur niveau d'attraction face à des femmes dont la quantité de gras corporel, et le rapport entre le tour de taille et le tour de hanches (RTH) variaient.

L'étude a montré que les hommes ont une préférence sexuelle pour les femmes présentant une quantité de gras corporels «moyenne», ce qui contredit l'idée qu'ils aimeraient surtout les femmes minces, voire très minces. Autre conclusion intéressante, les hommes ont une préférence marquée pour les femmes dont les hanches sont plus larges que la taille. Ce dernier étant un indicateur de fertilité, on peut penser que les hommes préfèrent les femmes qui leur font penser à la maternité[5]. On est donc loin des clichés véhiculés par

158

---

3 D. BUSS et D. SCHMITT, (1993), «Sexual Strategies Theory: An Evolutionary Perspective on Human Mating», *Psychological Review*, 100(2), 204-232.

4 Steven M. PLATEK et Devendra SINGH, (2010), «Optimal Waist-to-Hip Ratios in Women Activate Neural Reward Centers in Men». Consulté le 3 décembre 2013: http://www.plosone.org/article/info:doi/10.1371/journal.pone.0009042

5 Avant la puberté, le RTH est de 0,85 à 0,95 chez les deux sexes; par la suite, le RTH reste constant chez les hommes, et baisse chez les femmes à cause du changement de répartition des graisses: il passe en effet à 0,67-0,80. Les femmes au RTH bas ont une activité endocrine pubertaire plus précoce que celles au RTH élevé; les femmes (mariées dans l'étude) qui présentent un RTH élevé ont plus de peine à être fécondées que les autres; l'âge de leur première procréation est également plus avancé.

les médias! Les silhouettes très maigres et sans taille de nos magazines de mode ne correspondent pas du tout aux critères de séduction.

Mesdames, voilà de quoi être rassurées! Si vous êtes complexées à cause de vos hanches trop larges, sachez alors que votre pouvoir de séduction n'en est pas du tout réduit. La prochaine fois, quand votre partenaire vous dira qu'il aime vos fesses bien rebondies, croyez-le sur parole!

L'abstinence ou la compulsivité sexuelle, deux moyens de s'oublier

Si la sexualité ne fait plus l'objet d'un contrôle moral aujourd'hui – en tout cas dans les sociétés occidentales –, il faut rappeler qu'à une certaine époque, il était interdit de parler de sexualité de peur d'éveiller des pulsions sexuelles, en particulier chez les jeunes. On pensait naïvement qu'en évitant le sujet, on effaçait tout désir sexuel.

Au cours de mes études en sexologie – j'ai obtenu un baccalauréat en sexologie à l'Université de Montréal en 1996 –, j'ai rédigé un travail sur un livre écrit en 1770 par le Dr Samuel-Auguste Tissot, au titre éloquent: « L'onanisme, essai sur les maladies produites par la masturbation » (l'onanisme est le mot scientifique pour parler de masturbation). Jusqu'à une période assez récente, la masturbation était donc considérée comme une pratique dangereuse: on disait qu'elle pouvait conduire à un dessèchement du cerveau et entraîner la mort si elle était pratiquée à l'excès. De quoi refroidir les ardeurs les plus torrides!

La répression des pulsions et des désirs sexuels était monnaie courante au Québec jusqu'à la révolution sexuelle des années 1970. Certes, déjà dans les années 1950-1960, personne ne croyait plus que la masturbation puisse rendre aveugle ou faire pousser des poils dans les mains, mais on était loin de la liberté sexuelle engendrée par l'usage de la pilule contraceptive. Pour la première fois dans l'histoire de l'humanité, les femmes ont pu avoir recours à un moyen contraceptif fiable leur permettant de séparer leur sexualité et leur désir d'enfanter.

Mais il faut bien reconnaître qu'en dépit de la révolution sexuelle des années 70, la sexualité et la masturbation féminine, en particulier, sont encore mal acceptées. Faute d'éducation et de dialogue avec les adultes, il n'est pas étonnant que la plupart des jeunes filles arrivent à l'âge adulte sans connaître leur sexualité et que de nombreuses femmes n'aient jamais eu d'orgasme. Si elles n'ont eu aucun apprentissage de l'orgasme par elles-mêmes, il est en effet très difficile de pouvoir l'atteindre en présence de leur partenaire.

Les femmes souffrent donc d'un handicap social évident au départ. Une de mes amies, active sur les réseaux sociaux, me faisait d'ailleurs remarquer qu'un homme qui écrirait publiquement qu'il aime le sexe serait considéré comme un homme honnête et normal, alors qu'une femme qui l'imiterait, serait considérée comme une dépravée et une femme facile. Son aveu serait perçu également comme une invitation et une recherche de partenaire! Comment en sommes-nous arrivés à trouver anormal que les femmes puissent aimer la sexualité autant que les hommes?

Autre problème: avoir une sexualité ne signifie pas avoir une sexualité saine. Si l'on n'a jamais appris ce qu'est une sexualité saine, il y a peu de chances que l'on sache spontanément poser ses limites, faire des demandes et trouver son épanouissement – d'autant que le modèle parental n'est pas toujours un modèle à suivre. N'est-il pas encore largement admis dans certains milieux que les femmes doivent se plier aux désirs sexuels de leur conjoint? Et ne sont-elles pas nombreuses les femmes qui acceptent cette situation pour acheter la paix à la maison?

Ne vous leurrez pas, ce vieux modèle n'a pas disparu! J'ai été très surprise d'entendre une de mes clientes, pourtant jeune, me confier que son conjoint exigeait d'elle des fellations qu'elle en ait envie ou non. Pour éviter qu'il ne se fâche, elle avait pris l'habitude d'accepter sans mot dire. Mauvaise stratégie, car son désir pour son conjoint s'est peu à peu étiolé, ce qui est bien normal. Savoir refuser des pratiques sexuelles dont on n'a pas envie permet en réalité de maintenir une relation sexuelle saine. Imposer ses désirs à l'autre amène inévitablement à la fin du désir sexuel chez celui qui se sent dominé. Il y a une grande nuance entre demander et imposer.

Inversement, certaines femmes refusent d'avoir des relations sexuelles avec leur conjoint. Elles choisissent alors inconsciemment des conjoints que l'on dit « non pénétrants », qui ne les bousculeront pas dans leurs limites. Là encore, il s'agit d'un piège : à force de refuser de bousculer leur conjointe, ces hommes peuvent cautionner une vie de couple complètement vide d'intimité. Certes, ces femmes se sentent respectées dans leur absence de désir sexuel, mais ne réalisent pas qu'elles se ferment à l'intimité et que leur couple n'est pas plus sain pour autant. Combien de couples vivent malheureusement ainsi, à la fois ensemble et séparés, sans se connaître vraiment ?

Enfin, la performance sexuelle pose un autre problème auquel nous sommes tous exposés, jeunes et moins jeunes. À cause de la grande place faite à la sexualité dans les médias – et pas exclusivement pornographiques –, les jeunes garçons et les jeunes filles en viennent à penser que les performances mises en scène dans les films ou romans constituent la norme à laquelle aspirer. Certains peuvent alors adopter des comportements qui ne leur conviennent pas, par peur d'être jugés ou même rejetés.

D'où l'importance de se connaître ! Car si l'on se connaît, si l'on sait ce qui nous fait plaisir et si l'on accepte d'être vulnérable à l'autre, la sexualité devient une source d'épanouissement pour chacun. Se connaître permet aussi d'éviter l'influence excessive de l'extérieur sur nous. Conscients de nos besoins et de nos limites, on sera plus enclins à nous interroger sur ce que nous sommes prêts à accepter ou à refuser ; plus libres aussi d'envisager éventuellement des expériences nouvelles, du sexe oral à la pénétration anale. En matière de sexualité, tout est permis à partir du moment où les deux partenaires sont à l'aise, consentants et en état de bien-être. Car la clé est bien là : on sait qu'une pratique sexuelle nous convient à partir du moment où notre état intérieur nous le communique. Comment je me sens ? Est-ce que je me sens bien ? Est-ce que je suis vraiment en accord avec moi-même ?

161

Je parle ici d'un bien-être réel et non d'un bien-être motivé par un besoin de sécurité intérieure. Savoir que l'on agit pour faire plaisir à l'autre dans la peur d'être abandonné ne peut procurer un véritable bien-être. De la même manière, ne pas s'abandonner à la sexualité par manque de sécurité intérieure offre un certain confort, mais n'apporte aucun réel bien-être non plus. Le couple s'éloigne inévitablement, les conjoints font comme si, et le vide émotionnel devient vite insupportable pour l'un ou pour l'autre.

Taire ses désirs sexuels n'a pas comme unique conséquence de passer à côté de son intimité. Nier sa sexualité peut entraîner et maintenir des troubles du comportement alimentaire, dans le sens où la peur (par exemple, du rejet et de l'abandon), qui empêche de laisser émerger ses propres désirs sexuels, alimente le rapport malsain avec l'alimentation. On peut alors manger trop ou pas assez par crainte ou par déni de ce qui se passe en nous au niveau le plus intime. La nourriture devient dès lors un objet d'investissement émotionnel en compensation des émotions qui ne peuvent s'exprimer. Dans ce genre de situation, le partenaire n'est que le miroir de ce qui est enfoui au plus profond de nous-même. **Pour échapper au cercle vicieux du trouble du comportement alimentaire, il devient donc fondamental d'apprivoiser nos émotions, en laissant émerger nos désirs sexuels que l'on croyait à jamais perdus.**

L'emprise des émotions

Savoir que vous pouvez améliorer votre relation de dépendance à la nourriture en développant une véritable intimité avec votre conjoint ou vous-même, n'est-ce pas encourageant ? Oui, vous avez le pouvoir de modifier un comportement alimentaire qui vous déplaît ! Car mieux vous vous connaissez, plus vous êtes en harmonie avec vos émotions et moins elles prennent le contrôle sur votre comportement alimentaire.

Vous l'aurez compris, il n'est pas question ici de parler de sexualité en termes de performances ou de positions exotiques. Il s'agit plutôt de vous aider à comprendre que plus vous travaillez sur le décodage de vos émotions, plus vous développez une intimité qui vous ouvrira entre autres à une meilleure sexualité.

Si j'ai évoqué jusqu'à présent la sexualité essentiellement féminine, il ne faut pas croire que l'intimité ne pose un problème qu'aux femmes. Les hommes peuvent avoir aussi une grande difficulté à développer une intimité avec leur partenaire par peur du rejet, par peur de l'abandon ou par peur de « ne pas être à la hauteur » ; ils peuvent alors eux aussi fuir l'intimité à travers le déni de leurs besoins ou à travers une compulsivité sexuelle les portant à changer de partenaires le plus souvent possible.

EXERCICE
SE RÉAPPROPRIER SON CORPS ET SES DÉSIRS SEXUELS

Si vous entretenez avec votre corps une relation malsaine et qu'à la lecture de ce chapitre, vous avez envie de mieux vous connaître, je vous propose quelques exercices qui vous aideront à vous réapproprier votre corps tout en douceur. Il est préférable de faire ces exercices seul dans un premier temps ; vous pourrez, si vous le voulez, inviter votre conjoint à vous joindre dans un deuxième temps.

Ces exercices sont des activités de désensibilisation destinées à vous permettre de vous regarder – regarder vos cuisses, votre ventre, vos seins –, sans jugement et sans critique. Cela semble anecdotique, mais ne pas porter de jugement négatif sur son corps est très difficile. En effet, aucun corps n'est parfait et repérer ses défauts s'avère bien plus facile que de les accepter.

Tout d'abord, fermez les yeux et pensez à quelqu'un de bienveillant qui vous aime, que ce soit votre conjoint, une amie, un parent. Pensez à lui ou à elle, mettez-vous dans sa peau et essayez de vous regarder, toujours les yeux fermés, avec sa gentillesse. Imaginez les messages qu'il ou elle vous communique : « tu es tellement belle ! », « tu as des yeux extraordinaires », « j'aime tes rondeurs ».

163

Ensuite, ouvrez les yeux et regardez-vous dans un miroir, tout habillée dans un premier temps. Repensez aux messages bienveillants et prenez le temps de savourer le sentiment de bien-être qu'ils éveillent en vous. Puis, déshabillez-vous et, toujours devant un miroir, regardez-vous avec la même bienveillance que votre conjoint et vos amis vous portent. Observez ce qui se passe en vous. Si vous perdez le fil de la bienveillance – votre voix intérieure se met alors à crier que vos formes sont vraiment épouvantables –, fermez les yeux et revenez mentalement dans la peau de celui ou celle qui vous aime telle que vous êtes.

Lorsque vous sentez que vous êtes à l'aise avec votre image dans le miroir, vous pouvez passer à une autre étape : observez vos seins et vos organes génitaux toujours avec la bienveillance de ceux qui vous aiment. Observez ce qui se passe en vous. Si vous vous sentez mal à l'aise et que vous sentez monter l'anxiété, arrêtez cet exercice et reprenez-le plus tard. N'hésitez pas aussi à chercher de l'aide auprès d'un ou une sexologue qui pourra vous accompagner dans cette démarche. Le jeu en vaut la chandelle car, comme on l'a vu, aimer son corps, en dépit de tous ses défauts, est un prérequis à toute forme d'intimité.

Si vous êtes à l'aise avec votre image, commencez alors à toucher votre corps : avec un toucher tendre et respectueux, exercez un peu de pression sur vos bras, vos cuisses, votre cou, votre visage, vos reins. Prenez votre temps, concentrez-vous sur une partie de votre corps à la fois. À quand remonte la dernière fois où vous vous êtes touchée avec bienveillance ? Vous le méritez, vous savez.

Si vous ressentez trop d'anxiété en touchant certaines parties de votre corps, arrêtez l'exercice. Si, en revanche, vous êtes à l'aise pour aller plus loin, touchez maintenant les parties plus intimes de votre corps : votre ventre, vos seins, vos fesses et vos organes génitaux. Je sais à quel point ces exercices sont difficiles et je vous encourage à persévérer, car la résolution de vos problèmes réside dans la capacité à vous démontrer la même affection qu'on porte à un être aimé et vice-versa.

Si vous êtes toujours à l'aise à ce stade de l'exercice, allons vers un toucher encore plus érotique : touchez-vous les pieds, les chevilles et toutes les parties de votre corps, incluant les organes génitaux de façon sensuelle ; peu importe l'orgasme, il est important à cette étape d'apprendre à être érotique et sensuelle avec vous-même.

Dernière étape de l'exercice, la masturbation. Vous pouvez commencer seule ou avec votre partenaire, si c'est plus facile pour vous. Cependant, je vous recommande de prendre le temps de développer votre propre sensibilité sexuelle, il en sera d'autant plus facile ensuite pour guider votre partenaire vers votre plaisir. À ce stade de l'exploration de votre intimité, laissez-vous complètement guider par votre désir. C'est en écoutant votre désir que vous trouverez les gestes qui vous conviennent vraiment. Si ce toucher érotique est trop anxiogène pour vous, n'hésitez pas à utiliser un vibrateur. L'eau du robinet du bain peut aussi faciliter votre exploration.

Encore une fois, le but de ces exercices n'est pas d'atteindre l'orgasme, mais de développer votre capacité à vous procurer du plaisir. Restez dans le plaisir le plus longtemps possible sans forcer quoi que ce soit. Et si vous avez besoin de la présence réconfortante de votre conjoint, demandez-lui de vous aider à pratiquer ces exercices avec vous. Vous pourrez ensuite le guider plus facilement dans vos désirs, car ils vous seront enfin familiers.

Se montrer tel que l'on est comporte sa part de grandes difficultés. Pour des raisons variées, les hommes autant que les femmes peuvent ne pas aimer leur corps – trop lourd, pas assez musclé, trop fin, trop bedonnant, trop petit, etc. – et avoir du mal à accepter d'être aimés dans la mesure où ils ne s'acceptent pas eux-mêmes. Autre difficulté majeure, leurs faiblesses sexuelles peuvent être vécues comme de profonds traumatismes dont ils n'oseront parler, surtout à leur partenaire.

Sous l'effet de la pression médiatique et des clichés sexuels qui ont la vie dure, les hommes peuvent alors développer toutes sortes de stratégies pour paraître toujours plus forts, puissants et sûrs d'eux. Les médicaments permettant de maintenir une érection pendant des heures n'en sont qu'un exemple.

Le contrôle qu'ils s'infligent n'est donc pas moindre que celui des femmes à travers leurs régimes à répétition. L'intimité n'ayant rien à voir avec les performances sexuelles ou avec la silhouette idéale, hommes et femmes peuvent alors passer leur vie à se croiser sexuellement sans se rencontrer intimement. Tant que le mental restera en contrôle, il n'y aura en effet ni abandon ni réelle intimité possibles.

Le but d'une relation sexuelle ne doit pas, à mon sens, être uniquement l'orgasme. Malheureusement, pour bien des hommes, leur valeur d'amant se résume à une chose : leur capacité à conduire leur partenaire à l'orgasme. Sentant la pression et voulant faire sentir à son homme qu'il est un bon amant, la femme se concentre alors très fort pour atteindre l'orgasme. À défaut d'y parvenir, elle peut même le feindre. Bien sûr, croire que l'on est celui qui « donne » l'orgasme revient à croire que l'on est responsable de l'autre, d'où l'importance pour la femme de pouvoir atteindre l'orgasme seule. Reprendre cette responsabilité dresse les bases d'une vie sexuelle satisfaisante pour les deux partenaires.

La relation sexuelle basée sur l'atteinte de l'orgasme ressemble davantage à une course où les deux amoureux sont lancés à pleine vitesse vers l'ultime victoire : l'orgasme. Après quelques années, les relations sexuelles se font de plus en plus rares, car elles deviennent répétitives, voire ennuyeuses. Si on retire l'orgasme obligatoire et à tout prix de l'équation sexuelle, une toute nouvelle dimension d'intimité s'ouvre soudainement. La relation sexuelle s'apparente alors plus à une danse qui prend forme dans le mouvement des corps et leurs déplacements dans l'espace. Avec l'expérience, les partenaires – qui

« dansent » ensemble depuis longtemps – acquièrent une gestuelle plus fluide, mieux exécutée, et découvrent le plaisir toujours renouvelé de mettre leurs corps en mouvement harmonieusement. L'expression « faire l'amour » prend alors tout son sens. Avec le même partenaire, ce chassé-croisé libéré de la hâte de l'orgasme devrait se faire encore plus enrichissant, car les amoureux prennent plaisir à bouger, à sentir l'autre, et à rester dans le lâcher-prise et la communication corporelle.

On peut alors vraiment parler d'entrer dans l'intimité de l'un et l'autre, accepter sa vulnérabilité dans un moment aussi intime. Je ne dis pas de ne pas avoir d'orgasme, je dis simplement de le laisser arriver, seulement lorsqu'il s'impose comme un incontournable au lieu de lui courir après. Et pourquoi ne pas essayer de ne pas en avoir du tout de temps en temps, histoire de faire changement et voir ce qui est là dans une relation sexuelle qui ne finit pas par un orgasme, il y a assurément quelque chose là à découvrir !

Pour les femmes qui n'aiment pas leur corps, c'est difficile de se laisser aller dans ces mouvements, car la tête peut continuellement revenir avec des phrases assassines comme « il te touche les fesses, il doit les trouver molles », ne le laisse pas mettre sa main sur ton ventre, il va sentir ta peau molle ». Avec ces phrases, c'est très difficile d'accepter d'aller vers des relations sexuelles du type danse. Il est même difficile de croire que c'est dans votre tête, vous pouvez même être persuadé que votre conjoint n'aime pas vos formes. Si c'est vraiment le cas, qui doit changer, alors ?

Les 4 étapes de l'apprentissage appliquées à l'intimité

Si l'on applique la théorie des quatre étapes de l'apprentissage dont on a parlé précédemment, au domaine de la sexualité, on prend conscience de notre pouvoir de transformation. N'est-ce pas merveilleux de savoir que nous pouvons quitter notre angle mort, regarder les choses qui nous angoissent et les transformer ?

Étape 1
L'inconscient-incompétent

À cette étape, on ne sait pas que l'intimité est importante, voire fondamentale, au sein de notre couple. On n'est pas tout à fait heureux et on cherche des solutions à l'extérieur de nous-même : maigrir pour plaire davantage, faire du sport pour avoir un corps plus ferme, s'enfoncer la tête dans le sable en espérant que les choses s'arrangeront d'elles-mêmes avec le temps, cultiver l'idée que l'autre n'est pas une bonne aimante ou un bon amant.

Étape 2
Le conscient-incompétent

On sait que l'intimité nous pose un problème, mais on ne sait pas comment le résoudre. On est pris dans nos contradictions : on recherche un amour fusionnel où tout serait intuitif, simple et unifié, mais une autre réalité s'impose à nous. On ne sait pas toujours ce que l'on veut et on reporte la responsabilité de nos errances sur l'autre. Mais, en toute sincérité, on maintient que ce n'est pas l'autre le problème.

À cette étape, vous pouvez prendre conscience que vous ne connaissez pas vos désirs, vos besoins ou vos goûts en matière de sexualité. Mais ne vous découragez pas ! Au contraire, réjouissez-vous d'en être là, car vous savez maintenant qu'il est de votre responsabilité de faire évoluer les choses. C'est un immense progrès comparé à l'étape 1.

Étape 3
Le conscient-compétent

On sait que l'on veut vivre une plus belle intimité avec son conjoint et on est capable de repérer les mécanismes qui nous en empêchent. On devient aussi capable d'explorer de nouvelles façons d'être, pour nous épanouir pleinement dans notre sexualité.

À cette étape, on connaît nos points faibles : par exemple, au moment où l'on se déshabille devant notre conjoint et que l'on ressent un malaise – comme d'habitude –, on peut lui en faire part au lieu de le cacher. Autre exemple, au moment où l'on sent que l'on n'a pas envie de faire l'amour, on peut oser en parler au lieu d'occulter le problème et de faire comme si tout allait bien. On sait également parler de notre sexualité, de nos zones érogènes – chaque corps est différent –, des positions que l'on préfère, des pratiques qui nous stimulent.

Pour avoir du plaisir dans une relation sexuelle, comme on l'a vu, l'abandon est essentiel. À cette étape, vous pouvez donc choisir de faire taire votre voix intérieure quand vous constatez qu'elle prend le contrôle sur vous. Vous pouvez au contraire explorer de nouvelles voies qui vous semblaient impraticables.

Étape 4
L'inconscient-compétent

À cette étape, on est enfin libéré! On n'a plus besoin de se comporter comme un chien de garde qui aboie à la moindre menace intrusive de nos vieux démons. L'intimité ne nous fait plus peur, nous pouvons identifier nos besoins, nos désirs et nos préférences, puis les respecter.

Et surtout, ne pensez pas qu'être à l'écoute de vos besoins sexuels vous rendrait égoïste et vous éloignerait de votre partenaire! Si telle est votre crainte, reportez-vous aux travaux de Marshall B. Rosenberg, psychologue américain fondateur de l'organisation internationale Center for Nonviolent Communication et créateur du concept de communication non violente. Selon lui, tout besoin mérite d'être entendu et respecté puisqu'il s'agit, par définition, d'un besoin. La manière de le respecter est, en revanche, discutable.

À ce stade d'évolution de la conscience, tout est affaire de ressenti intérieur. Si votre conjoint insiste pour faire l'amour parce qu'il en ressent le besoin, et que ce besoin ne correspond pas au vôtre, vous avez suffisamment confiance en vous pour en parler et pour trouver une manière de respecter vos besoins respectifs. Par exemple, vous pouvez vous accorder un temps de massage, qui vous amènera peut-être vers un rapprochement plus intime. N'oublions pas que le désir sexuel n'est pas une sensation figée; il peut émerger ou disparaître, puis renaître contre toute attente. Le désir échappe en effet à tout contrôle mental, ce qui fait sa puissance. Il est aussi possible que vous soyez assez conscient pour ne pas avoir envie d'un rapprochement. Que vous soyez à l'aise avec cet état et que vous soyez également capable de le dire sans vous sentir coupable.

En résumé

Bien que la sexualité et l'amour fassent partie des besoins fondamentaux depuis la nuit des temps, la sexualité est encore un sujet tabou dans les sociétés occidentales.

Cela est regrettable car, faute d'éducation et d'échange intergénérationnel, chacun fait face à des difficultés dont il n'ose parler.

Chez les personnes qui souffrent d'un trouble du comportement alimentaire, l'accès à l'intimité est souvent difficile, voire impossible. Pétries de complexes et angoissées par leurs propres désirs sexuels, elles peuvent alors se réfugier dans une forme de chasteté ou, au contraire, tomber dans une compulsivité sexuelle. Dans les deux cas, le déni de leurs propres désirs les amène à investir l'alimentation qui devient un objet de compensation émotionnelle.

C'est pourquoi connaître ses besoins, ses désirs et ses goûts en matière de sexualité permet non seulement de s'épanouir, mais aussi de se libérer des liens de dépendance à la nourriture. Cela passe par une écoute attentive de son état intérieur et par une bienveillance sensorielle vis-à-vis de soi.

« *J'ai fini par ne manger* qu'une pomme *par jour.* »

Émilie Dansereau-Trahan

Émilie Dansereau-Trahan est chargée des dossiers relatifs aux saines habitudes de vie au sein de l'Association pour la santé publique du Québec. Elle sait de quoi elle parle : ayant souffert d'anorexie de 13 à 24 ans, elle nous fait part des moyens qu'elle a mis en œuvre pour s'en sortir.

Je viens d'un milieu où la performance était très importante. Au secondaire, j'étais inscrite dans un programme de sport-études, je faisais de la compétition en tennis. Mais ce n'est pas qu'en sport qu'il fallait être performant. Sur le plan scolaire et sur celui de l'apparence physique, il était important aussi d'être parfait. Ma mère était une femme très jolie et très mince, qui a toujours pris soin d'elle. Mais elle ne se trouvait pas très belle, ce qui n'était pas mon avis, bien sûr. Elle a toujours eu une excellente alimentation. Chez nous, on mangeait santé, les portions étaient raisonnables, il n'y avait jamais d'excès. Le contrôle était donc le mode de vie dans lequel j'ai grandi.

Au début de l'adolescence, vers l'âge de 13 ans, j'ai commencé à avoir des rondeurs comme ça arrive souvent à cet âge. Mais dans le contexte dans lequel je grandissais, la prise de poids était très difficile à supporter. D'une part, parce que ma mère accordait beaucoup d'importance à la minceur et à la santé, mais aussi parce que mes entraîneurs me demandaient de rester mince et performante, malgré les changements hormonaux. C'est à cet âge que j'ai commencé à être très préoccupée par mon poids et par mon image corporelle. Je me suis mise à entretenir avec la nourriture une relation malsaine : c'était tout ou rien. Je me souviens, par exemple, d'avoir mangé en cachette à la maison ou au centre sportif des aliments qui étaient interdits chez nous, comme des chips ou du chocolat. Mais comme je mangeais rarement ces aliments, j'en mangeais trop, je les mangeais d'une traite et je me sentais très coupable par la suite.

En dehors de ces crises, je me privais de tout pour perdre du poids, au point où j'ai fini par ne manger qu'une pomme par

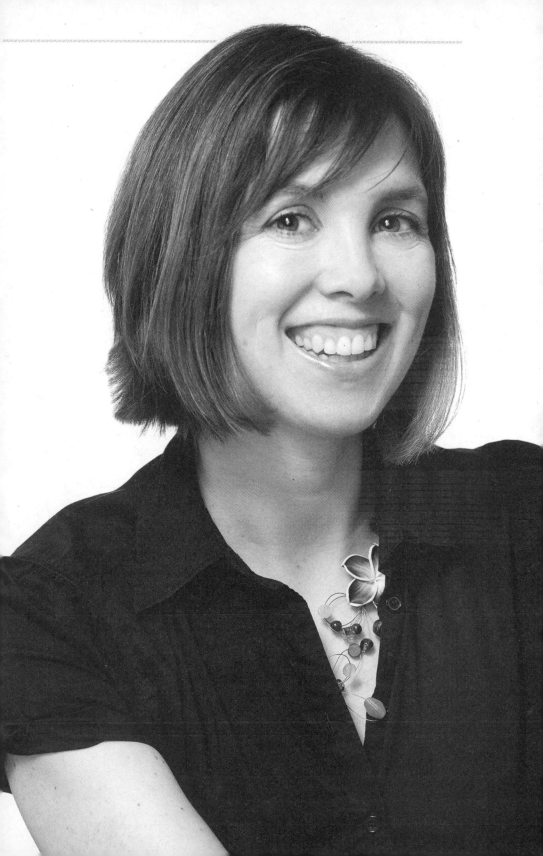

jour. La nourriture devenait obsession-nelle. Je comptais même les calories de la gomme à mâcher. Autant de signes d'alerte que j'envoyais à mes parents; je voulais leur signifier par là que toute cette pression et ces exigences hors d'atteinte, c'était trop pour moi.

Mes parents étaient très inquiets; je parlais beaucoup avec eux, en particulier avec mon père, qui avait une très grande écoute. Vu mon état physique, j'ai dû abandonner la compétition et changer d'école. C'est à ce moment-là que j'ai entrepris une thérapie avec un psycho-logue en cabinet privé. Cet épisode d'anorexie a duré jusqu'à l'âge de 24 ans.

Ce qui m'a vraiment permis d'en sortir, c'est, d'une part, la thérapie en psycholo-gie qui s'est étendue sur une période de cinq ans et, d'autre part, toutes mes lectures, dont le livre *Mangez!*, de Guylaine Guevremont. Je me suis reconnue dans le dysfonctionnement qu'elle y décrit et j'ai aimé la manière dont elle défend l'approche saine et naturelle de l'alimentation. Mais encore faut-il se faire confiance; là est tout le problème, car perdre ses vieilles habitudes, c'est vraiment difficile. Mais c'est tellement sensé! Quand la nourriture devient obsessionnelle, on vit comme en captivité, on n'est plus libre de rien, tout est contrôlé. Notre corps est une sorte de prison où la culpabilité domine; il n'y a plus aucune place pour le plaisir, le bien-être, la spontanéité. Pas étonnant que j'aie eu envie de dispa-raître; l'anorexie ressemble en réalité à un suicide à petit feu.

Les études que j'ai entreprises m'ont aussi beaucoup aidée. J'ai fait une maîtrise en bioéthique et j'ai ensuite entrepris un doctorat en psychologie sur l'image corporelle. C'est grâce à ces diverses lectures et expériences que j'ai retrouvé une confiance en moi suffisante pour développer avec la nourriture et le sport une relation saine et naturelle.

Le yoga, que j'ai commencé à pratiquer à 17 ans, et l'écriture ont aussi été de puissants leviers de guérison. Le psychologue que je consultais m'avait incitée à tenir un journal de bord et à écrire tout ce qui se passait en moi, comment les crises se manifestaient, quelles émotions je vivais, etc. Tout ce travail a été salvateur, si bien que je n'ai pas eu besoin d'être hospitalisée, même si, à l'âge adulte, j'ai voulu trouver de l'aide à l'hôpital Douglas – en vain, il y avait un an d'attente! Cela, soit dit en passant, témoigne d'un dysfonctionnent du système de prise en charge des adultes souffrant de trouble du comportement alimentaire (TCA).

Aujourd'hui, je suis guérie. Je mange à ma faim, avec plaisir et sans culpabilité. Je fais aussi du sport surtout pour le plaisir, et non dans un souci de perfor-mance. Je vis à mon poids naturel, c'est-à-dire au poids qui correspond à une alimentation saine et sans restriction. Tout le monde n'est pas fait pour être mince comme la société nous le fait croire. L'essentiel n'est-il pas de vivre libre, dans le plaisir et la confiance en soi?

Chapitre

plan de
match

ous savez maintenant que votre surpoids ne relève pas fondamentalement d'un problème de régime, mais d'une relation perturbée à la nourriture liée à une mauvaise gestion de vos émotions.

Avec le plan de match qui suit, vous entrez dans la phase d'action. En suivant les différentes étapes que je vous propose, vous pourrez mettre en application les méthodes d'écoute de vos émotions dont on a parlé tout au long de ce livre. Vous allez apprendre à reconnaître les signaux de faim et de satiété ; ainsi, vos émotions ne vous inciteront plus manger. Pour ce faire, j'utilise un outil très efficace : la pleine conscience alimentaire. De quoi s'agit-il précisément ?

La pleine conscience alimentaire consiste à manger en développant la qualité d'écoute de son corps. Manger en ayant pleinement conscience de ce que l'on est en train de vivre et de ressentir. Manger en ne pensant qu'à ça ! Vivre le moment présent et observer ce qui se déploie en soi, voici les principes de la pleine conscience. Pour cela, inutile d'être moine bouddhiste ou de méditer pendant des heures. Il suffit de vivre chaque instant du repas et d'écouter quels messages nous envoie notre corps.

Manger en pleine conscience est certainement quelque chose de nouveau pour vous. Cela peut vous surprendre, mais faites-en l'expérience. Une fois que vous aurez goûté au plaisir de ressentir vos émotions et d'être conscient de ce qui se passe en vous, vous vous demanderez comment vous avez pu vivre dans l'ignorance de vos émotions. Et enfin, vous mangerez à votre faim !

Votre corps se sentira mieux, car il ne sera plus soumis à des restrictions inutiles, comme en période de famine. Quel paradoxe dans notre société moderne, caractérisée par l'abondance alimentaire ! Alors qu'il y a encore une trentaine d'années, on ne mangeait quasiment que des produits locaux, on se nourrit aujourd'hui de fruits et légumes, de poissons, de céréales et d'épices venus des quatre coins du monde. Kiwis d'Australie, poissons de toutes les mers du globe, bananes de Martinique : nos étals d'épicerie nous proposent un grand tour du monde gustatif.

Malheureusement, nous ne sommes pas mieux nourris, au contraire. À force de vous restreindre et de vous limiter sur le plan calorique pour « ne pas grossir », votre corps réagit comme à l'époque de la famine : il stocke en prévision de lendemains incertains ! C'est un principe de survie.

En conséquence, manger à votre faim – vous serez capable de le faire en suivant le plan de match –, c'est informer votre corps qu'il peut atteindre sa vitesse de croisière et bien fonctionner. Pas de famine en vue, tout va bien ! Rappelez-vous l'expérience du Minnesota. Les participants soumis à un régime de 1500 calories journalières ont expérimenté en réalité une situation de famine : à cause des restrictions alimentaires, ces hommes ont tous développé des troubles physiques, psychiques et même une obsession pour la nourriture chez certains.

Vous mettre en situation de famine en vous restreignant est la pire stratégie. Mangez plutôt à votre faim pour retrouver votre poids naturel. Ce dernier se stabilisera là où il se doit, selon votre constitution, vos origines ethniques et votre hérédité. Votre poids naturel n'est pas celui que vous choisissez, c'est celui que la nature a choisi pour vous. Faites confiance à votre corps, il sait mieux que vous quel est votre poids naturel. Si vous arrivez à avoir confiance en votre corps, vous verrez combien votre vie sera plus légère. Adieu le contrôle permanent, vous pourrez vivre enfin libéré de l'emprise alimentaire.

Inspiré de Dr Jan Chozen Bays

175

Suivez le guide !

Le plan de match que je vous soumets ici doit être respecté pour être efficace. Vous pouvez le lire du début à la fin pour savoir vers quoi on s'en va, mais ne sautez pas trop de sections pour aller là où vous voulez, vous risqueriez de passer à côté de l'essentiel. Par ailleurs, si un exercice est trop difficile, vous pouvez le sauter, mais revenez-y. Ce qui importe maintenant est de ressentir : manger en ayant conscience de ce qui se passe en vous. Quelles sont les pensées qui vous viennent à l'esprit pendant que vous mangez tel aliment ? Que ressentez-vous ? Manger en pleine conscience est aussi simple que cela.

L'observation est la clé. Comme vous le verrez, les questions auxquelles vous êtes invité à répondre dans les exercices ne comportent ni bonnes ni mauvaises réponses. Elles n'ont qu'un objectif : vous permettre de mieux ressentir ce qui se passe en vous. Aussi, vous trouverez à la fin des exercices les principales objections que m'adressent mes clients à leur sujet. Cela vous aidera à réaliser que vos réactions et vos difficultés sont normales.

Le plan de match que je vous propose ici est celui que je soumets à mes clients à la clinique. Éprouvé auprès d'eux depuis plusieurs années, il a démontré son efficacité. C'est pourquoi je vous recommande à nouveau de progresser, étape par étape, quitte à refaire certains exercices déjà proposés au cours des chapitres précédents.

Maintenant, passons à l'action et suivez le guide !

Étape 1
Reconnaître la faim

Si vous n'arrivez pas à reconnaître la faim, je vous recommande de prendre trois repas par jour à heure fixe, et de manger deux ou trois collations par jour. L'objectif est de cesser de vivre en mode famine. (Si vous êtes sceptique, je décris très clairement le phénomène dans mon livre *Mangez!* Une fois que vous l'aurez lu, vous ne pourrez plus jamais vous priver comme vous le faites, car vous comprendrez les dommages que vous faites subir à votre corps.)

Vous devez donc manger souvent avec les techniques de pleine conscience que je vous donne tout au long du plan de match. C'est grâce à elles que vous retrouverez les sensations de faim et, plus tard, détecterez vos émotions. Tous les exercices sont conçus pour vous aider dans cette voie. À force de travailler votre aptitude à ressentir les goûts et les saveurs des aliments, vous serez de plus en plus capable d'être à l'écoute de vos ressentis, avant, pendant et après un repas.

ÉTAPE 1 : EXERCICE

Avant le repas, assis devant votre assiette, demandez-vous :
Est-ce que je ressens la faim ?
Faites un petit scan de votre bouche à votre estomac.

▪ **Est-ce que je sens quelque chose de différent dans ma bouche ?**

_____

▶ Est-ce que j'ai plus de salive ou moins ?

_____

▶ Est-ce que je ressens une certaine tension dans ma bouche ou est-elle complètement détendue ?

_____

▶ Notez toutes les différences que vous ressentez dans votre bouche.

_____

■ **Est-ce que je ressens quelque chose de différent dans ma gorge ?**

_____

▶ Est-ce que ma gorge semble plus ouverte ou plus fermée ?

_____

▶ Est-ce que je sens dans ma gorge des tensions que les aliments pourraient apaiser, selon moi ?

_____

▶ Est-ce que je remarque d'autres sensations dans ma gorge ?

_____

_____

■ **Est-ce que je sens mon œsophage**
(le tube que suivent les aliments de la gorge à l'estomac) ?

_____

▶ Est-ce que je sens une sensation particulière dans mon œsophage ?

_____

■ **Est-ce que je sens mon estomac ?**

_____

▶ Est-ce que je sens un vide, un creux, un trou dans mon estomac ?

_____

▶ Est-ce que je sens une tension dans mon estomac ?

_____

▶ Est-ce que je sens une sensation de brûlure dans mon estomac ?

_____

▶ Est-ce que je sens quelque chose de différent dans mon estomac ?

_____

Répétez ce petit scan toutes les fois que vous vous apprêtez à manger pendant au moins une semaine. Si la faim n'est pas au rendez-vous, vous pouvez continuer quand même le processus, sans arrêter de vous poser les questions.

Étape 1 – Des objections fréquentes

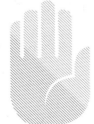

Les gens me demandent souvent s'ils auront à suivre ce plan de match toute leur vie.

Se poser autant de questions peut sembler très ardu au début. Comme les réponses ne viennent pas du premier coup, vous pouvez vous sentir découragé. Pour mieux comprendre, dites-vous que la faim, c'est comme aller faire pipi : quand on a envie, on y va ! Même quand on est en train de faire autre chose, pas le choix, on doit y aller. C'est pareil pour la faim, elle va finir par se manifester même quand vous serez occupé à autre chose. Cet exercice a pour but de rétablir la communication entre votre estomac et votre tête.

Étape 2
Manger avec les 5 sens

Maintenant que vous pouvez mieux reconnaître la faim, nous allons entrer plus profondément dans la pleine conscience alimentaire. Les exercices se multiplient jusqu'à ce que vous preniez conscience que vous commencez à les faire sans y porter attention. Alors, n'oubliez pas le scan de la faim !

Je vous conseille de faire seulement un sens par repas, puis de passer à tous les sens simultanément. Vous allez voir à quel point chaque repas est unique et combien votre façon de manger change de repas en repas.

Avez-vous remarqué à quel point vos cinq sens sont sollicités lorsque vous mangez ? Que diriez-vous si on vous servait votre pizza préférée en bouillie, passée au mélangeur ou hachée menu ? Votre bouillie de pizza aurait peut-être le même goût, mais serait si peu appétissante que vous ne la mangeriez certainement pas. Voilà pourquoi on dit que nous mangeons d'abord avec les yeux.

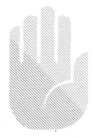

Étape 2 – Des objections fréquentes

Certains me confient que cette étape est inutile, car elle leur fait perdre du temps. À cette objection, je leur rappelle que sentir et contempler son assiette prennent cinq secondes tout au plus quand on a pris l'habitude de le faire.

Plusieurs s'inquiètent aussi parce que ce n'est pas ainsi qu'ils vont arriver à perdre du poids ! C'est une crainte tout à fait légitime, car manger en pleine conscience implique de redonner le contrôle au corps. Si vous aviez le contrôle sur votre poids, vous ne seriez pas en train de lire ce livre. On ne sait pas où cette voie nous conduira, mais on sait où elle ne nous conduira plus : au contrôle alimentaire. Cela demande un changement complet de notre façon de voir notre relation avec notre corps.

Si, au cours de la semaine, vous remarquez que vous avez oublié de sentir et de contempler votre assiette avant de manger, ne vous en sentez pas coupable, faites-le au prochain repas. Si vous oubliez à nouveau, cela peut signaler une difficulté à vous arrêter. Votre tête bourdonne de pensées, et arrêter le flux n'est pas facile pour vous. Quoi qu'il en soit, c'est normal que tous les changements prennent du temps. Les vieilles habitudes sont difficiles à déloger !

ÉTAPE 2 : EXERCICE

LA VUE

Avant de manger, prenez quelques secondes pour regarder attentivement votre assiette.

▶ Est-ce que ça a l'air bon ?

_____

▶ Est-ce que c'est joliment présenté ?

_____

L'ODORAT

L'odorat est l'un des sens les plus impliqués dans l'acte de manger, car ce qui sent bon a souvent bon goût. Inversement, un aliment qui dégage une mauvaise odeur n'est probablement pas mangeable. Pensez aux fruits de mer : s'ils sentent mauvais, mieux vaut s'abstenir. Humer son assiette avant de manger permet donc d'apprécier les différents arômes qui s'en dégagent, c'est un beau préambule au repas.

Je sais que sentir la nourriture n'est pas toujours facile pour certaines personnes. Elles ont en effet l'impression que cela ne se fait pas. Pourtant, si vous regardez les émissions culinaires à la télévision, vous verrez tous les chefs le faire. Sentir un plat avant de le manger permet de savoir s'il est réussi. La preuve, à la moindre odeur de brûlé, on sait que le plat est raté !

▶ Est-ce que je préfère me pencher au-dessus de mon plat pour sentir ?

_____

▶ Est-ce que ça sent bon ?

_____

▶ Est-ce que je préfère utiliser la fourchette ou la cuillère pour le sentir ?

_____

▶ Est-ce que je vis un inconfort à sentir ce mets ?

_____

Remarquez ce que vous ressentez en prenant le temps de sentir votre plat avant de le manger.

L'OUÏE

Ce n'est pas tout : nous mangeons aussi avec nos oreilles ! Le bruit que font les aliments lorsqu'on les mâche fait partie du plaisir de manger. Vous en doutez ? Imaginez que vos rôties du matin ne fassent plus de bruit lorsque vous les mangez, ce serait décevant, n'est-ce pas ? Et si le céleri ou la carotte crue ne craquait pas sous la dent, vous en déduiriez qu'ils ne sont plus très frais, non ? Imaginez aussi que les biscuits secs ou les chips ne fassent plus de bruit sous la dent, est-ce qu'ils ne seraient pas moins bons ?

▶ Quel bruit font mes aliments quand je les mange ?

_____

▶ Est-ce que je note les différences entre la première mastication et la dernière avant d'avaler ?

_____

▶ Est-ce que j'ai choisi volontairement des aliments qui croquent sous la dent ?

_____

▶ Ou plutôt l'inverse, est-ce que je voulais des aliments plus mous dans ma bouche ?

_____

LE TOUCHER

Le toucher intervient aussi dans le plaisir de manger. Dans certaines cultures, manger avec ses doigts est de mise. Chez nous, c'est plutôt mal perçu. Cependant, vous conviendrez que manger des frites ou une part de pizza avec ses doigts est bien meilleur qu'avec une fourchette et un couteau. L'expérience est plus riche et plus intense, non ? La faute vient du couvert en métal que l'on porte à la bouche et qui engourdit nos papilles. C'est vrai aussi pour les fruits : croquer dans une pomme sans la tenir à pleine main ne procurerait pas le même plaisir. Le toucher permet aussi de vérifier la chaleur des aliments. La langue à cet égard est un organe extraordinaire : juste par le contact, elle peut nous fournir des informations très précises (température, texture, volume, forme, etc.).

Je vous propose de vous poser les questions suivantes à différents moments, soit durant la préparation de votre repas ou en faisant l'épicerie.
Vous pouvez aussi faire l'exercice quand vous mangez avec vos mains.

183

▶ Est-ce que je touche les aliments quand je les prépare?

_____

▶ Est-ce que je prends le temps de vérifier leur fermeté, leur tendreté?

_____

▶ Ai-je la tête ailleurs quand je choisis mes aliments à l'épicerie ou suis-je concentré?

_____

▶ Est-ce que j'évalue la chaleur des aliments avec mes mains ou avec ma langue? À l'inverse, est-ce que je me brûle souvent parce que je mange sans prendre le temps de vérifier la chaleur avant?

_____

▶ Suis-je attentif à la texture ou à la température des aliments que je vais manger?

184
_____

LE GOÛT

Le sens du goût est aussi très important. La langue, à travers les bourgeons gustatifs situés à sa surface, sert à nous transmettre les différentes saveurs des aliments. Mais elle a besoin du nez pour le faire. On sent en même temps que l'on goûte, les deux sont inséparables. Comme ce sens est très important dans l'acte de manger, on va s'y attarder. Ici, je veux juste que vous preniez conscience de l'attention que vous portez au goût.

▶ Est-ce que je prends le temps de goûter les aliments?

_____

▶ Est-ce que je les avale sans trop les mastiquer?

_____

▶ Est-ce que j'aime garder les aliments longtemps dans ma bouche?

_____

▶ Est-ce que j'aime les avaler très rapidement?

_____

Étape 3
Savourer chaque bouchée

Au cours de cette troisième étape, je vous invite à manger vos repas comme si chaque bouchée était la première. Un régal de chaque instant !

ÉTAPE 3 : EXERCICE

Observez le goût de chaque bouchée :

▶ Est-ce que vous mangez plus lentement ou plus vite qu'à l'habitude ?

_____

▶ Que remarquez-vous de différent ?

_____

▶ Est-ce que le goût des aliments change ?

_____

▶ Est-ce que la texture est différente ?

_____

▶ Quel bruit font les aliments à chaque bouchée ?

_____

Maintenant, essayez de ne pas mastiquer tout de suite. Mettez l'aliment dans votre bouche, mais ne le croquez pas. Promenez-le seulement dans votre bouche.

▶ Que remarquez-vous ?

_____

▶ Remarquez-vous des choses différentes par rapport à la texture ?

_____

▶ Maintenant, croquez l'aliment. Est-ce que vous remarquez quelque chose de différent ?

_____

185

▶ Est-ce aussi savoureux?

_____

▶ Combien de temps le goût reste-t-il dans votre bouche?

_____

▶ Maintenant, mastiquez normalement.

_____

▶ Avez-vous remarqué que l'air circule de votre bouche à votre nez?

_____

Maintenant, portez attention à la manière dont votre langue bouge dans votre bouche à chaque bouchée.

Est-ce que vous êtes surpris du mouvement de votre langue dans votre bouche? Si ce n'est pas facile pour vous de ressentir votre langue, arrêtez de la faire bouger quelques secondes et recommencez.

Cet exercice est très révélateur de la manière mécanique dont on mange, un peu comme des automates programmés à manger. Pas étonnant qu'on finisse le repas sans se sentir satisfait!

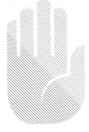

Étape 3 – Des objections fréquentes

Il se peut que la pratique de la pleine conscience soit très difficile pour vous. Si vous mangez vos émotions depuis des années, vous êtes habitué à gérer différemment tout ressenti émotionnel et alimentaire aussi. Dans ce cas, prenez votre temps. Vous méritez de prendre du plaisir en mangeant; manger n'est pas une punition. Alors, mangez lentement, savourez chaque bouchée et votre corps fera le reste.

Étape 4
Stop la culpabilité!

Je vous invite à porter attention à la culpabilité que vous ressentez en mangeant et à vous en distancer.

Votre corps sait ce dont il a besoin. Si vous ne mangez pas à votre faim depuis longtemps, il est possible que vous vous sentiez souvent coupable lorsque vous passez à table. Vous vous dites certainement que vous ne devriez pas manger autant ou que les frites dont vous raffolez sont très mauvaises pour vous.

Grâce à la pleine conscience que vous pratiquez maintenant depuis quelques semaines, vous pouvez prendre de la distance par rapport à cette impression de culpabilité qui ne repose que sur de fausses croyances (par exemple, que les frites font engraisser). Vous pouvez constater la présence de culpabilité grâce à votre aptitude croissante à ressentir l'état dans lequel vous êtes : « Tiens, je ne me sens pas bien en mangeant ces frites, c'est ma vieille culpabilité qui rejaillit. » Sans y attacher plus d'importance, vous pouvez analyser cette culpabilité et choisir de ne pas l'écouter : « J'ai envie de ces frites, tant pis si mon mental n'est pas d'accord, je les mange quand même parce que j'en ai envie ! » Si vous êtes encore convaincu que certains aliments font engraisser, je vous invite à lire *Mangez!* On y explique très bien le principe selon lequel les aliments qui font engraisser n'existent pas. Par contre, même en sachant dans notre for intérieur qu'un aliment n'est pas engraissant, on continue de vivre une grande culpabilité. L'important à cette étape est de ne pas se forcer. Il ne sert à rien de vous faire vivre des inconforts inutilement. La pleine conscience est un outil qui se pratique dans le respect de nos limites.

ÉTAPE 4 : EXERCICE

Quels sont les aliments culpabilisants pour moi ?

▶ Où est située la sensation de culpabilité ?

▶ Est-ce que je suis capable de la décrire ?

187

▶ Est-ce que je suis capable de la tolérer ?

_____

▶ Est-ce que je suis capable d'entendre les mots de la culpabilité ?

_____

▶ Qu'est-ce que je me dis quand je me sens coupable ?

_____

▶ Est-ce que je suis maintenant capable de manger même si je me sens coupable ?

_____

▶ Est-ce qu'en prenant conscience de ma culpabilité et de ce qu'elle me dit, je suis capable de prendre une distance et de me sentir moins coupable ou plus coupable ?

_____

188

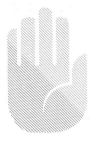

Étape 4 - Des objections fréquentes

En prendre conscience peut faire réaliser qu'une émotion que l'on croyait relativement rare s'avère finalement plus que présente. Après, une fois la prise de conscience effectuée, il n'est plus possible de retourner en arrière. C'est le principe même des étapes d'apprentissage. À l'étape 1, on ne sait pas que l'on ne sait pas, c'est l'étape inconscient-incompétent. Vient l'étape suivante, conscient mais toujours incompétent : quand on réalise que l'on se sent très souvent coupable de manger, la culpabilité ne disparaît pas pour autant. C'est la frustration propre à ces étapes. D'où l'importance de ne pas vous décourager et de persévérer, vous êtes déjà beaucoup plus avancé que vous ne le croyez !

Étape 5
Visite à l'épicerie

Pour vous aider à cesser de vous sentir coupable quand vous mangez, je vous propose de faire une visite à l'épicerie sans sortir de chez vous. En effet, vous allez commencer par dresser la liste des aliments qui vous rendent coupable. Puis, vous allez les mettre en ordre, de celui qui vous font vous sentir le moins coupable à celui qui vous rend le plus coupable. Imaginez maintenant que vous allez à l'épicerie, revenez, puis mangez l'aliment en question. Comme certains aliments peuvent être vraiment anxiogènes, c'est plus facile de les manger en image. Une fois que vous arrivez à faire tout le parcours dans votre tête, vous pouvez ensuite incorporer cet aliment dans votre alimentation. Si c'est encore difficile, consultez l'exercice que je propose dans le livre *Mangez!*

Tout au long de l'expérience, vous devez jauger l'intensité de ce que vous vivez par rapport à l'exercice. Sur une échelle de 0 à 10, en aucun cas ne devez-vous continuer si vous n'arrivez pas à faire baisser la tension ressentie en bas de 4.. Dans ce cas, allez à la fin de cette section pour faire l'exercice qui y est proposé.

Cette expérience est vraiment super facile à faire. Elle permet de sentir immédiatement quand les émotions se mêlent de votre relation avec les aliments et comment vous pouvez les calmer.

Revenez à l'exercice jusqu'à ce que vous soyez capable de faire du début à la fin toute la liste des aliments qui vous font vous sentir coupable.

ÉTAPE 5 : EXERCICE

CHOISISSEZ L'ALIMENT QUE VOUS ALLEZ ACHETER À L'ÉPICERIE.

Sur une échelle de 0 à 10, à quel point cet aliment vous fait vous sentir coupable quand vous le mangez, 0 étant pas coupable du tout et 10 étant très coupable?
Maintenant, imaginez que vous partez à l'épicerie y chercher spécifiquement cet aliment.
Arrêtez-vous un instant sur la sensation que vous ressentez.

▶ Où ressentez-vous cette sensation?

Quelle est son intensité sur une échelle de 0 à 10?

Si c'est plus que 7, prenez quelques secondes pour respirer profondément, jusqu'à ce que la tension redescende à moins de 4.

Maintenant, imaginez-vous entrant dans l'épicerie.
Arrêtez-vous un instant sur la sensation que vous ressentez.

▶ Où ressentez-vous cette sensation?

Quelle est son intensité sur une échelle de 0 à 10?

Si c'est plus que 7, prenez quelques secondes pour respirer profondément, jusqu'à ce que la tension redescende à moins de 4.

Voyez-vous dans l'allée où se trouve l'aliment?
Arrêtez-vous un instant sur la sensation que vous ressentez.

▶ Où ressentez-vous cette sensation?

Quelle est son intensité sur une échelle de 0 à 10?

Si c'est plus que 7, prenez quelques secondes pour respirer profondément, jusqu'à ce que la tension redescende à moins de 4.

Vous mettez l'aliment dans le panier d'épicerie.
Arrêtez-vous un instant sur la sensation que vous ressentez.

▶ Où ressentez-vous cette sensation?

Quelle est son intensité sur une échelle de 0 à 10?

Si c'est plus que 7, prenez quelques secondes pour respirer profondément, jusqu'à ce que la tension redescende à moins de 4.

Vous payez l'aliment, il est maintenant à vous.
Arrêtez-vous un instant sur la sensation que vous ressentez.

▶ Où ressentez-vous cette sensation?

Quelle est son intensité sur une échelle de 0 à 10?

Si c'est plus que 7, prenez quelques secondes pour respirer profondément, jusqu'à ce que la tension redescende à moins de 4.

Vous arrivez à la maison avec l'intention de manger l'aliment.
Arrêtez-vous un instant sur la sensation que vous ressentez.

▶ Où ressentez-vous cette sensation?

Quelle est son intensité sur une échelle de 0 à 10?

Si c'est plus que 7, prenez quelques secondes pour respirer profondément, jusqu'à ce que la tension redescende à moins de 4.

Vous vous voyez en train de prendre une bouchée, lentement en pleine conscience.
Arrêtez-vous un instant sur la sensation que vous ressentez.

▶ Où ressentez-vous cette sensation?

Quelle est son intensité sur une échelle de 0 à 10?

Si c'est plus que 7, prenez quelques secondes pour respirer profondément, jusqu'à ce que la tension redescende à moins de 4.

Vous mangez maintenant normalement.

▶ Est-ce que vous mangez plus vite ou plus lentement que d'habitude?

▶ Est-ce qu'il y a quelque chose de différent?

À LA FIN DE L'EXERCICE OU SI VOUS ÊTES TROP TENDU POUR CONTINUER LA VISUALISATION:

▶ Posez la main où vous sentez la tension et respirez profondément.

▶ Essayez de ressentir l'endroit tendu de votre corps de l'intérieur.

Respirez pour ouvrir votre cage thoracique au maximum et respirez ainsi en portant toute votre attention à l'intérieur de vous, jusqu'à ce que la tension redescende à moins de 4.

191

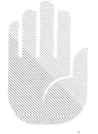

Étape 5 – Des objections fréquentes

Avant même d'avoir commencé, certaines personnes me disent que la liste est si longue qu'une vie ne serait pas assez pour passer tous les aliments problématiques. Dans les faits, quand on commence ce type de travail, plusieurs aliments perdent leur influence sur vous sans même que vous ayez à les travailler. Par exemple, si tous les biscuits vous font vous sentir coupable, après en avoir travaillé un ou deux, il est possible que votre relation aux biscuits soit réglée.

Étape 6
Observer ses émotions

Parfois, il est plus simple de considérer la conséquence que la cause. C'est ce que nous allons faire au cours de cet exercice, en observant comment votre comportement alimentaire se modifie selon les émotions que vous vivez. Être capable de reconnaître votre comportement lorsque vous mangez vous aidera à réaliser que vous êtes en train de vivre cette ou ces émotions chaque fois que vous mangez de la même manière. Ainsi, à l'avenir, vous serez capable d'identifier plus aisément quand vous mangez vos émotions puisque vous reconnaîtrez le comportement à problème.

Sachez qu'on ne mange pas ses émotions pour rien. Il y a un but visé derrière le comportement, soit de vous calmer, de vous détendre, de vous apaiser ou de vous réconforter. Parfois, c'est aussi pour «changer le mal de place». Comme il est difficile de supporter une sensation inconnue, en mangeant trop, il s'ensuit un inconfort que vous connaissez bien et qui donc, paradoxalement, sera plus facile à tolérer.

Cette semaine, on entre de plain-pied dans les émotions! Vos acquis des premières semaines prennent enfin tout leur sens. Vous allez maintenant choisir un plat réconfortant. Prenez celui que vous voulez, ce qui est important, c'est de faire l'exercice en suivant les étapes.

ÉTAPE 6 : EXERCICE

Assis devant votre assiette, commencez par prendre une bouchée. Notez le goût, votre plaisir à manger cet aliment, la saveur, le temps que le goût reste dans votre bouche... Une fois la bouchée complètement avalée et quand le goût dans votre bouche a presque complètement disparu, remémorez-vous un moment de votre vie qui vous a rendu triste. Ne prenez pas la pire situation de votre vie; si l'émotion est trop intense, vous n'arriverez pas à voir l'impact sur votre alimentation, elle sera trop forte. Une fois que vous avez la situation en tête, ressentez bien les effets dans votre corps. En fait, laissez votre corps revivre la situation. Une fois que vous la sentez bien dans votre corps, prenez une bouchée.

▶ Que remarquez-vous de différent ?

_____

▶ Est-ce que les saveurs sont les mêmes ?

_____

▶ Sont-elles plus prononcées ?

_____

▶ Plus fades ?

_____

▶ Est-ce que vous sentez que ce n'est plus cet aliment ou ce plat que vous aimeriez manger ?

_____

▶ Si c'est le cas, est-ce que vous savez quels autres mets ou aliments vous plairaient davantage ?

_____

▶ Est-ce que c'est un mets ou un aliment associé à une émotion en particulier ?

_____

193

▶ Est-ce que vous remarquez que votre débit a changé ?

_____

▶ Est-ce que vous mastiquez plus rapidement, plus lentement ?

_____

▶ Est-ce que votre respiration a changé ?

_____

▶ Est-elle plus courte ?

_____

▶ Plus profonde ?

_____

▶ Quels autres changements notez-vous ?

_____

Et après avoir pris quelques bouchées, en vous observant ressentir de nouveau l'émotion dans votre corps :

▶ Est-ce que vous êtes plus calme ?

_____

▶ Plus agité ?

_____

▶ Est-ce que la sensation est encore présente ?

_____

▶ A-t-elle disparu ?

_____

Laissez passer quelques jours et recommencez le même exercice en y substituant un souvenir qui éveille votre colère, puis votre joie.

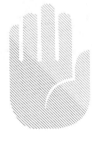

Étape 6 – Des objections fréquentes

Souvent, les gens me rapportent qu'il est très difficile pour eux de faire remonter l'émotion d'un évènement passé dans leur corps. Ce n'est pas grave si vous ne sentez rien, vous pouvez faire l'exercice quand même. Vous allez probablement pouvoir en tirer des observations. Je ne veux pas que vous augmentiez l'intensité de l'émotion, car le but n'est pas de vous traumatiser, mais d'observer les réactions de votre corps. Même si vous ne sentez pas les émotions dans votre corps, il est très possible qu'elles soient quand même vécues. En observant votre comportement alimentaire, vous pourrez constater les changements.

Certains clients m'objectent aussi qu'ils n'ont pas vécu de telles situations. Des personnes me disent : « Je ne vis pas ça, moi, de la colère. » Ne cherchez pas à vous créer des émotions si vous n'en avez pas. Faites l'exercice avec celles que vous avez.

Étape 7
Le toucher

Pour certaines personnes, entrer en contact avec leur corps est difficile. Elles se sentent si seules et démunies que le travail d'introspection peut déclencher toutes sortes d'émotions.

Un massage peut vous permettre de prendre contact avec votre corps tout en étant accompagné. Le contact physique, qui éveille des endroits bien précis de votre corps, vous aidera par la suite à ressentir plus facilement les messages que votre corps vous envoie.

ÉTAPE 7 : EXERCICE

▶ Comment vous sentez-vous à l'idée de vous faire toucher ?

▶ Quel rapport entretenez-vous au toucher ?

▶ Est-ce que vous êtes plutôt indifférent au toucher ?

▶ Aimez-vous que l'on vous touche ?

▶ Est-ce que vous évitez de vous faire toucher, par exemple, quand vous saluez un(e) ami(e) ?

▶ Est-ce que vous vous êtes déjà fait masser régulièrement ?

▶ Est-ce que vous faire masser vous fait peur ?

▶ Vous rend inconfortable ?

195

▶ Avez-vous envie d'en faire l'expérience ?

_____

▶ Si oui, pourquoi ?

_____

▶ Sinon, pourquoi ?

_____

Étape 8
Ressentir les émotions liées aux fringales

Si vous vous en sentez prêt, il est temps maintenant d'essayer de ressentir l'émotion associée à vos fringales. Au cours de cette semaine, je vous invite donc à ressentir les émotions qui vous submergent lorsque vous êtes pris par une envie subite de manger. C'est en travaillant sur l'instant qui précède la crise que vous cesserez de manger vos émotions.

Mes clients me disent souvent que leurs crises de compulsivité alimentaire sont comme des moments de transe : ils tombent dans une sorte de trou noir, se transforment un peu en automates et reviennent à eux une fois la crise passée. Comme après une tempête, ils constatent les dégâts et évaluent les dommages : deux tablettes de chocolat, un sac de chips, un sac de noix... Parfois, ils ressentent de grands inconforts abdominaux, parfois non. Si vous vivez ce genre de crise, il est possible que vous ayez besoin de l'aide de professionnels qui travaillent en troubles alimentaires pour vous aider à vous en sortir. Je ne vous dis pas que vous êtes un cas désespéré, je dis seulement que ce sera beaucoup plus difficile pour vous de vous en sortir seul.

Si vous restez conscient tout au long de vos crises sans avoir l'impression que vous êtes éjecté de votre corps, tout en vivant une forte sensation de perte de contrôle, vous pouvez continuer la démarche seul. Mais il est aussi possible que vous ressentiez, à un moment donné, le besoin d'avoir quelqu'un qui vous aide.

C'est à vous d'y voir.

Malgré les écueils, je vous invite à persévérer, quitte à frôler l'obstination, car la solution est là. C'est aussi simple que cela : quand vous réussirez à prendre un moment pour cerner la manière dont vous vous sentez juste avant de céder à une fringale, vous pourrez alors choisir de tolérer l'émotion ou de la manger. Dès que vous avez le choix, vous n'êtes plus sous l'emprise de l'émotion.

La difficulté à cette étape du changement n'est pas de « ne pas manger », mais de ne pas avoir peur de vos émotions. Les émotions sont pourtant inoffensives ; elles n'attaquent pas, ne mordent pas, ne détruisent pas. Par exemple, vivre une forte émotion de colère ne veut pas dire que l'on va agresser quelqu'un, ni rester bloqué dans cet état ad vitam aeternam. La colère, comme d'autres sensations, est strictement un état émotionnel. Il n'y a pas lieu de la craindre, non plus que la peur, la tristesse, la jalousie, la honte, etc. La peur de ne pas pouvoir arrêter de vivre une émotion si on lui laisse la place est la fausse croyance la plus répandue.

Si, après avoir ressenti les émotions qui vous incitent à manger, vous avez quand même besoin de manger, faites-le en pleine conscience. Savourez les aliments qui vous réconfortent en toute connaissance de cause : vous mangez non plus pour anesthésier toutes vos émotions, mais pour y prendre du plaisir.

Assoyez-vous confortablement et prenez un moment pour vous, un moment où vous ne serez pas dérangé.

Fixez votre attention tout d'abord sur votre respiration, rappelez-vous la dernière fois que vous avez perdu le contrôle en mangeant et imaginez-vous juste avant.

Revivez la scène en vous.

Assurez-vous tout au long de l'exercice que votre respiration reste profonde. Si elle devient courte et hachurée, recommencez à respirer profondément ; si vous n'y arrivez pas, arrêtez. Ne vous acharnez pas, vous devez être calme pour tirer les bienfaits de cet exercice. Vous devez absolument être confortable tout le long de la visualisation.

197

ÉTAPE 8 : EXERCICE

Une fois que vous avez la scène en tête, observez les sensations dans votre corps.

▶ Est-ce que vous ressentez une sensation à un endroit précis entre la gorge et le bassin ?

_____

▶ Cette sensation a-t-elle une forme ?

_____

▶ Une couleur ?

_____

▶ Une chaleur ?

_____

▶ Est-ce qu'elle vibre ou est-elle inerte ?

_____

▶ A-t-elle une texture particulière ?

_____

▶ Les contours sont-ils bien définis ou sont-ils flous ?

_____

▶ La sensation vous semble-t-elle grosse ou petite ?

_____

▶ Vide ou pleine ?

_____

▶ Lourde ou légère ?

_____

▶ Sur une échelle de 0 à 10, à quel point êtes-vous capable de tolérer cette sensation ?

_____

Si vous êtes à plus de 7, refaites cet exercice : posez une main où vous sentez la tension et respirez profondément.

Essayez de ressentir l'endroit tendu de votre corps de l'intérieur.

Respirez pour ouvrir votre cage thoracique au maximum et respirez ainsi en portant toute votre attention à l'intérieur de vous, jusqu'à ce que la tension redescende à moins de 4.

Étape 9
Les douleurs dans le corps et le mouvement

Si vous souffrez de douleurs au dos, aux jambes et aux bras, il est très possible que vous mettiez le tout sur le compte de votre poids. Ça ne veut pas dire que rien ne puisse être fait pour vous soulager, même si vous ne perdez pas de poids dans l'immédiat.

Mes clientes me confient souvent qu'elles n'aiment pas le sport. Elles ont raison : la perte de poids a trop souvent été le moteur de l'exercice et a fini par créer une aversion. Pour autant, il est faux de penser que le problème soit impossible à régler si quelqu'un souffre d'une mauvaise posture. D'autant plus qu'une mauvaise posture engendre un blocage des énergies et de la respiration, ce qui ne favorise pas l'accès au ressenti corporel.

Il est certain que des mouvements aussi simples que se lever, s'asseoir, monter et descendre des escaliers, s'habiller et se laver peuvent être pénibles s'ils nous font souffrir. Le bassin, les genoux, les jambes, les chevilles, les pieds : tout peut faire mal si le corps est mal aligné. Mais une fois de plus, il importe peu que la raison du déséquilibre provienne du poids ou d'autre chose, l'essentiel est de retrouver une posture correcte. Pour cela, l'aide d'un professionnel est indispensable.

Le mouvement peut prendre plusieurs formes, l'important est que vous en ressentiez les bienfaits. Choisissez un professionnel qui ne vous parlera pas d'activité physique en termes de calories ou de perte de poids, mais plutôt en termes de plaisir de bouger et de contact avec soi. Fait à noter, le yoga compte au nombre des disciplines ayant le mieux intégré cette approche.

199

ÉTAPE 9 : EXERCICE

Pour bien sentir les signaux de faim et de satiété, pensez à observer aussi votre posture avant le repas.

Assurez-vous que votre bassin est bien droit et qu'il n'est pas incliné vers l'avant. Observez votre bassin :

▶ Comment se place-t-il naturellement quand vous êtes assis ?

_____

Gardez les genoux le plus près l'un de l'autre. Ouvrez les jambes et poussez le bassin vers l'arrière. Observez vos genoux.

▶ Comment se placent-ils naturellement quand vous êtes assis ?

_____

Est-ce que vous avez des douleurs dans le corps ?

▶ Où sont-elles situées ?

_____

▶ Depuis combien de temps ?

_____

▶ Est-ce que la douleur est toujours présente ou est-elle occasionnelle ?

_____

▶ Se présente-t-elle après avoir fait un certain mouvement ?

_____

Avez-vous envie de bouger ?

_____

Avez-vous peur de bouger ?

_____

Croyez-vous que vous puissiez trouver des mouvements qui vous donnent du plaisir?

_____

Croyez-vous que bouger pourrait aider votre ressenti émotionnel?

_____

Croyez-vous que bouger vous rendrait plus présent à votre corps?

_____

Aimiez-vous bouger quand vous étiez enfant?

_____

▶ Avez-vous de bons souvenirs liés à des jeux que vous aimiez alors?

_____

▶ Avez-vous des traumatismes?

_____

201

Étape 10
Cesser de se juger grâce à la pleine conscience

Pas facile de ne pas se juger lorsqu'on souffre d'une mauvaise relation avec la nourriture et son corps ! Je mange trop, pas assez, trop sucré, trop gras, trop souvent, etc. On a mille et une raisons de s'en vouloir. Or, au risque de me répéter, le jugement est contre-productif puisqu'il renforce la mauvaise estime que vous avez de vous-même. Cesser de vous juger est donc essentiel.

Pour rester présent à vous-même toute la journée, la pratique quotidienne de la pleine conscience peut être un excellent outil.

Pratiquer la pleine conscience tous les jours est certainement une bonne habitude à prendre. Entre 20 à 40 minutes par jour suffisent pour développer la présence au cours des 23 heures suivantes. Quantité de livres et d'exercices à télécharger sur Internet sont à votre disposition pour explorer cette voie.

202

Dans l'immédiat, manger en pleine conscience est un excellent moyen de commencer à se centrer sur soi. Même si vous n'allez pas au-delà de ce stade, les bénéfices dépassent largement le cadre de l'alimentation, puisque vous apprendrez à agir, non plus en fonction de l'extérieur (ça se fait, ça ne se fait pas, ça se dit, ça ne se dit pas), mais en fonction de l'intérieur (je le sens, je ne le sens pas).

Étape 11
Reconnaître ses émotions aux repas

Les émotions ne se manifestent pas seulement au moment de crises alimentaires compulsives, mais peuvent apparaître aussi chaque repas. Il importe alors de distinguer l'émotion qui se présente à vous au moment de passer à table et la sensation de faim. Sentir clairement ces deux sensations côte à côte est vital. C'est grâce à cette écoute que vous cesserez vraiment de manger vos émotions : croyez-moi, vous êtes capable de manger à votre faim tout en gardant l'émotion présente en vous !

Pour repérer si vous en êtes à ce stade, prêtez-vous à l'exercice suivant :

ÉTAPE 11 : EXERCICE

AVANT DE MANGER
Observez la sensation que vous ressentez avant de manger.

Commencez par repérer la sensation de la faim.
Comment la décrivez-vous ?
Y a-t-il une autre sensation ?
Cette sensation a-t-elle une forme ?
Une couleur ?
Une chaleur ?
Est-ce qu'elle vibre ou est-elle inerte ?
A-t-elle une texture particulière ?
Les contours sont-ils bien définis ou sont-ils flous ?
La sensation vous semble-t-elle grosse ou petite ?
Vide ou pleine ?
Lourde ou légère ?
Ensuite, mangez comme d'habitude.

À LA FIN DU REPAS
Observez si la sensation, que vous aviez repérée en plus de la sensation de faim, est encore là. Si la sensation a disparu, c'est que vous l'avez mangée.

AU PROCHAIN REPAS
Recommencez à ressentir la faim et observez s'il y a une autre sensation.

Cette sensation a-t-elle une forme ?

Une couleur ?

Une chaleur ?

Est-ce qu'elle vibre ou est-elle inerte ?

A-t-elle une texture particulière ?

Les contours sont-ils bien définis ou sont-ils flous ?

La sensation vous semble-t-elle grosse ou petite ?

Vide ou pleine ?

Lourde ou légère ?

Puis demandez-vous : Est-ce que je peux la tolérer ?

En mangeant, gardez votre attention sur la sensation, ne la laissez pas partir.

QUAND LA SENSATION DIMINUE, DEMANDEZ-VOUS :

Est-ce que je suis capable d'arrêter de manger ?

Si j'arrête maintenant, comment vais-je me sentir ?

Vide ?

Trop plein ?

Est-ce que je suis capable de tolérer d'arrêter de manger même si je ne me sens pas plein ?

Si oui, pourquoi ?

Sinon, pourquoi ?

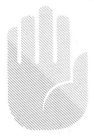

Étape 11 – Des objections fréquentes

À cette étape, l'objection la plus fréquente est de ne pas savoir si la sensation de ne pas avoir assez mangé vient de l'habitude de toujours trop manger, ou parce que ce n'était vraiment pas suffisant. Ce que je propose alors est d'attendre 30 minutes. Ensuite, si la faim revient, c'est vraiment parce que la personne a arrêté trop tôt. Ces 30 minutes font toute la différence.

Remerciements

Ce livre, c'est trois années de gestation! Le projet n'aurait jamais abouti sans l'aide précieuse de mon conjoint Frédéric que je tiens à remercier tout particulièrement. Il a été présent au quotidien et a pris avec brio la relève à la maison.

Merci à ma merveilleuse fille Maeva, ma plus grande source d'inspiration et le plus beau modèle à suivre. Je souhaite profondément que mon parcours puisse l'aider à vivre dans un monde moins obsessionnel, un monde dans lequel grandir et s'épanouir sont possibles.

Je veux aussi exprimer toute ma reconnaissance à Marie-Claude Lortie pour sa superbe préface. Comme toujours, elle a su trouver les mots justes pour parler de mes motivations et de ma démarche. Sachant à quel point ce sujet lui est cher, je me sens privilégiée d'avoir une alliée de si grande qualité. Sa collaboration me fait chaud au cœur.

Je ne peux passer sous silence les nombreux spécialistes qui ont trouvé le temps de me rencontrer malgré leur horaire souvent chargé. Chacun d'eux m'a permis d'enrichir mes connaissances et de consolider ma démarche professionnelle. Leur aide m'a été très précieuse. Merci donc aux psychologues Annie Aimé, David Garner et Stéphanie Bégin; au médecin nutritionniste Jean-Philippe Zermati; au médecin Jean Wilkins; à la nutritionniste Linda Bacon; et aux sexologues Karine Archambault et Geneviève Dumont.

Merci aussi à Alexandra Bisson-Durocher pour la recherche scientifique et l'organisation des entrevues.

Un grand merci également à la nutritionniste Marie-Josée Rainville et à Lynn Lapostolle, qui ont pris le temps de lire le manuscrit et de me faire part de leurs précieux commentaires afin d'étoffer le texte et de le rendre encore plus pertinent. Merci aussi à la psychologue Chantal Bournival, à la psychoéducatrice Caroline Cyr et à la massothérapeute en shiatsu Marie-Michèle Lapointe Cloutier, qui ont jeté un précieux éclairage sur certaines sections spécialisées du livre.

Je veux également adresser des remerciements tout particuliers à mes clients qui ont dû faire avec mes disponibilités réduites lorsque je devais m'absenter pour écrire. Leurs encouragements et leur flexibilité m'ont grandement aidée.

Je suis aussi profondément reconnaissante à mes amies, qui ont cru en moi et qui m'ont soutenue et encouragée à écrire ce livre malgré les inévitables embûches en cours de route. Leur soutien indéfectible m'a profondément touchée.

Un chaleureux remerciement également à Odile Clerc à qui j'ai transféré le flambeau rédactionnel et qui, de sa touche, a su structurer les textes avec tant d'initiative et de créativité. Merci également à Lynne Faubert, réviseure, pour avoir insufflé une belle sensibilité au texte.

Je tiens à remercier Daniel Bertrand, Geneviève Guérard, Claudia Marques, Léa Clermont-Dion et Émilie Dansereau-Trahan pour avoir généreusement partagé leurs expériences. Je suis touchée de la profondeur de leurs contributions, faites par pur altruisme. À leur façon, ils ont apporté un regard intime à ce livre.

Merci enfin à Sylvie Poirier qui a cru en mon projet et qui m'a permis de rencontrer Mathieu Delajarte, directeur de l'édition aux Éditions Transcontinental. À ce dernier, je dois tous mes remerciements pour son enthousiasme et pour la confiance qu'il m'a si spontanément accordée. Merci aussi à toute son équipe.

Je veux, pour terminer, exprimer ma profonde gratitude à ma mère, qui a contribué à ce projet éditorial à plusieurs niveaux, en s'impliquant de façon majeure et directe dans sa réalisation. Par sa propre expérience, elle m'a aussi permis de comprendre de manière très personnelle la réalité du combat avec son poids. Sans elle, rien n'aurait été pareil.

Bibliographie

AGENCE NATIONALE DE SÉCURITÉ SANITAIRE DE L'ALIMENTATION, DE L'ENVIRONNEMENT ET DU TRAVAIL, avis, saisine n° 2009 – SA – 0099, 2011, 9 p.

AINSWORTH, M.D. « The Effects of Maternal Deprivation: A Review of Findings and Controversy in the Context of Research Strategy », in *Deprivation of Maternal Care: A Reassessment of Its Effects*, Public Health Papers, n° 14, Geneva, World Health Organization, 1962, p. 97-165.

BACON, Linda. *Health at Every Size: The Surprising Truth About Your Weight*, s.l., BenBella Books; 2e édition, 2010, 400 p.

BRABANT, Isabelle. *Une naissance heureuse*, s.l., Éditions Saint-Martin, 2001.

BUSS, D. et D. Schmitt. « Sexual Strategies Theory: An Evolutionary Perspective on Human Mating », *Psychological Review*, 100(2), 1993, 204-232.

CAMIRAND, Hélène. « L'enquête québécoise sur la santé de la population : pour en savoir plus sur la santé des Québécois », Québec, Institut de la statistique du Québec, 2008, p. 205.

CHOZEN BAYS, Jan. *Manger en pleine conscience, redécouvrir la sagesse innée du corps*, s.l., Éditions Le Jour, 2010, 208 p.

DE SAINT POL, Thibaut. Surpoids, normes et jugements en matière de poids : comparaisons européennes, Population et Sociétés, n° 455, avril 2009, 4 p.

DISANTIS, Katie, et autres. « Plate Size and Children's Appetite: Effects of Larger Dishware on Self-Served Portions and Intake », *Pediatrics*, 131(5), avril 2013, p. 1451-1458.

FLEGAL, Katherine M., et autres. « Association of All-Cause Mortality With Overweight and Obesity Using Standard Body Mass Index Categories: A Systematic Review and Meta-analysis », *Journal of the American Medical Association*, 2 janvier 2013.

GAESSER, Glenn A., et Steven N. BLAIR. *Big Fat Lies: The Truth About Your Weight and Your Health*, s.l., Gurze Books, 2002, 320 p.

GARNER, D. « The Effects of Starvation on Behavior: Implication for Dieting and Eating Disorders », *Heathy Weight Journal*, 1998, p. 68-72.

GARNER, D., et P. GARFINKEL. *Handbook of Treatment for Eating Disorders*, Guilford Press, 1997, 528 p.

GILBERT, Paul. « Introducing Compassion-Focused Therapy », *Advances in Psychiatric Treatment*, 15, 2009, p 199-208.

GREENBERG, B. S., et autres. « Portrayals of Overweight and Obese Individuals on Commercial Television », American Journal of Public Health, vol. 93, n° 8, 2003.

GUEVREMONT, Guylaine, et Marie-Claude LORTIE. *Mangez !*, Montréal, Éditions La Presse, 2006, 252 p.

GUEVREMONT, Guylaine, et Marie-Claude LORTIE. *Manger, un jeu d'enfant*, Montréal, Éditions La Presse, 2008, 320 p.

HERMAN, C.P., et J. POLIVY. « From Dietary Restraint to Binge Eating: Attaching Causes to Effects », Appetite, n° 14 (2), p. 123-5 ; discussion 142-3, avril 1990.

IPSOS-REID, Canadian Women's Attitudes Towards Weight, sondage pour le compte des Producteurs laitiers du Canada, 2008.

KEYS, Ancel, et autres. *The Biology of Human Starvation*, Minneapolis, University of Minnesota Press, 1950, 2 vol., 763 p.

LASSONDE, Maryse. « À la découverte du corps calleux », Forum express, Université de Montréal. Consulté le 23 janvier 2014: http://www.iforum.umontreal.ca/ForumExpress/Archives/vol1no5fr/article11.html

LEVINE, Stephen, et Ondrea LEVINE. *Who Dies?: An Investigation into Conscious Living*, New York, Anchor Books, 1982, 336 p.

MAINE, Margo. « Challenging the BMI: Body Mass Index or Body Myth Insanity », conférence NEDIC Shades of Gray, mai 2011.

MANN, T., et autres. « Medicare's Search for Effective Obesity Treatments: Diets are not the Answer. » The American Psychologist, n° 62 (3), avril 2007, p. 220-33.

MARCHAND, Suzanne. « La dictature du corps parfait » in RND, avril 2004, (2004), p. 16-28.

MARQUIS, Serge. *Pensouillard le hamster, petit traité de décroissance personnelle*, Les Éditions Transcontinental, Montréal, 2011, 184 p.

MASLOW, A.H. « A Theory of Human Motivation », publié originalement dans Psychological Review, 50, 1943, p. 370-396.

MAYER, John D., et Peter SALOVEY. « What is Emotional Intelligence? », in Peter Salovey et David Sluyter (Eds.), *Emotional Development and Emotional Intelligence: Implications for Educators*, New York, Basic Books, 1997, p. 3-31.

MIKOLAJCZAK, Moira, et autres. « An Exploration of the Moderating Effect of Trait Emotional Intelligence on Memory and Attention in Neutral and Stressful Conditions », *British Journal of Psychology*, vol. 100 (Pt 4), novembre 2009, p. 699-715.

MORGAN, John. F., Fiona REID et J. Hubert LACEY. *The SCOFF Questionnaire: Assessment of a New Screening Tool for Eating Disorders. BMJ.* 319 1467-1468.

NEFF, Kristin D. « Self-Compassion, Self-Esteem, and Well-Being », *Social and Personality Psychology Compass*, vol. 5, no 1, janvier 2011, page 1-12.

PLATEK, Steven M., et Devendra Singh, (2010), « Optimal Waist-to-Hip Ratios in Women Activate Neural Reward Centers in Men », *PLOS one*. Consulté le 7 novembre 2013: http://www.plosone.org/article/info:doi/10.1371/journal.pone.0009042

RAYMOND, Danny. Un cerveau dans vos entrailles, Agence Science Presse, consulté le 17 novembre 2013: http://www.sciencepresse.qc.ca/blogue/2013/02/15/cerveau-vos-entrailles

ROCK, David. *Your Brain at Work: Strategies for Overcoming Distraction, Regaining Focus, and Working Smarter All Day Long*, s.l., HarperCollins Publishers, 2009, 304 p.

SCHOENDORFF, Benjamin, Jana GRAND et Marie-France BOLDUC. *La thérapie d'acceptation et d'engagement - guide clinique*, Bruxelles, De Boeck, 2011, 352 p. (Collection Carrefour des psychothérapies)

VIDAL, Catherine. *Hommes et femmes, avons-nous le même cerveau?*, Éditions Le pommier, 2102.

WILKINS, Jean. *Adolescentes anorexiques, plaidoyer pour une approche clinique humaine*, Les Presses de l'Université de Montréal, 2012, 200 p.

WOOLEY, S. C., et D. M. GARNER. « Obesity Treatment: the High Cost of False Hope », Journal of American Dietetic Association, n° 91 (10), octobre 1991, p. 1248-51.